Kohlhammer Urban Taschenbücher

Band 611

Herbert Will

Psychoanalytische Kompetenzen

Standards und Ziele für die
psychotherapeutische Ausbildung
und Praxis

2., überarbeitete und erweiterte Auflage

Verlag W. Kohlhammer

Dieses Werk einschließlich aller seiner Teile ist urheberrechtlich geschützt. Jede Verwendung außerhalb der engen Grenzen des Urheberrechts ist ohne Zustimmung des Verlags unzulässig und strafbar. Das gilt insbesondere für Vervielfältigungen, Übersetzungen, Mikroverfilmungen und für die Einspeicherung und Verarbeitung in elektronischen Systemen.

2., überarbeitete und erweiterte Auflage 2010

Alle Rechte vorbehalten
© 2006/2010 W. Kohlhammer GmbH Stuttgart
Gesamtherstellung:
W. Kohlhammer Druckerei GmbH + Co. KG, Stuttgart
Printed in Germany

ISBN 978-3-17-020925-1

Inhalt

Vorwort zur zweiten Auflage 7

1 Einführung 9

Die Fragestellung: Das Problem der Pluralität 10
Die neue Perspektive: Implizites Wissen explizit
machen 15
Zur Methode 20

2 Kompetente Praxis 24

Drei Schritte des psychoanalytischen Arbeitens 24
Psychoanalytische Kompetenzen – ein Überblick 27
Erläuterungen und Ankerbeispiele 28

3 Zehn psychoanalytische Kompetenzen 30

Der teilnehmend-beobachtende Rahmen 30
1. Die Fähigkeit zur gleichschwebenden
   Aufmerksamkeit und Zurückhaltung 30
2. Die Fähigkeit, mit der Gegenübertragung
   zu arbeiten 33
3. Die Fähigkeit zur psychoanalytischen
   Interaktion und Intersubjektivität 35
4. Die Fähigkeit, eine als hilfreich erlebte
   Beziehung entstehen zu lassen 38
5. Die Fähigkeit, mit Angst, Spannungen
   und Konflikten umzugehen 41
6. Die Fähigkeit, den Patienten psychischen
   Raum und Entwicklungsfreiheit zu geben
   und sie nicht durch eigene Bedürfnisse
   oder Unzulänglichkeiten einzuschränken 44

Der konzeptuelle Rahmen 47
7. Die Fähigkeit, einen analytischen Prozess
   einzuleiten, zu gestalten und zu beenden 48
8. Die Fähigkeit, theoretische Konzepte
   heranzuziehen 50
9. Die Fähigkeit zur Selbstreflexion
   und fachlichen Kommunikation 53

Der Interventionsrahmen 56
10. Die Fähigkeit, in förderlicher Weise zu deuten 56

4 Diskussion 60

Spezifisch psychoanalytische Kompetenzen? 60
Wer hat die Definitionsmacht? Und wozu? 62
Statisch oder dynamisch 65
Normativität 67
Objektivität und Beurteilungsfragen 68
Über die Kompetenzen »fertiger« Analytiker 71

5 Drei Türen zum Unbewussten
in der analytischen Situation 74

Die analytische Situation: ein Treibhaus der Gefühle .. 76
Die freie Assoziation und das Freud'sche Paar 81
Die Fähigkeit zur gleichschwebenden
Aufmerksamkeit 85
Die Fähigkeit, mit der Gegenübertragung
zu arbeiten 88
Die Fähigkeit zur psychoanalytischen Interaktion 93
Der Zugang zum Unbewussten durch
Intersubjektivität und Relationalität 98
Die psychoanalytische Trikolore 101

Anmerkungen 104

Literatur 111

Personenverzeichnis 118

Stichwortverzeichnis 119

Vorwort zur zweiten Auflage

Psychoanalytische Kompetenzen sind in den letzten Jahren ein wichtiges Thema geworden: im internationalen psychoanalytischen Diskurs ebenso (Tuckett et al. 2008) wie in der deutschen berufspolitischen Diskussion (Walz-Pawlita et al. 2008). Das allergrößte Echo hat dieser Entwurf jedoch bei denen gefunden, die mit der psychoanalytischen Ausbildung befasst sind, sei es als Ausbildungskandidaten, sei es als verantwortliche Ausbilder. Noch selten habe ich auf eine Veröffentlichung derart vielfältige Reaktionen bekommen; in den letzten Jahren wurde ich zu einem Vortragsreisenden zu diesen Fragen. Besonders der Versuch von Transparenz und Offenheit wurde gewürdigt. Dabei fanden sowohl Tucketts Rahmenmodell, auf das ich mich beziehe, als auch meine Ausformulierung der zehn Kompetenzen und die klinischen Beispiele eine so breite Zustimmung, dass die zweite Auflage in dieser Hinsicht nur geringfügig verändert werden musste.

Was Tuckett (2005) vorschlägt: positionenübergreifend die zentralen Elemente psychoanalytischen Arbeitens zu skizzieren, scheint demnach im Bereich des Möglichen zu liegen. Ein wesentlicher Einwand betraf jedoch das, was bei der Betrachtung psychoanalytischer Kompetenzen *nicht* vorkommt und doch von größter Bedeutung ist: die *psychoanalytische Haltung*, die eben gerade nicht wie die Kompetenzen als Tätigkeit definiert werden kann, sondern deren Hintergrund und Ruhepol abgibt. Carl Nedelmann sieht die gleichschwebende Aufmerksamkeit als diesen Ruhepol an, Gerhard Schneider spricht von einer atopischen Grundhaltung, Helmut Thomä von einem extraterritorialen Haltepunkt und Ralf Zwiebel von dem persönlichen Pol in der Einstellung des Analytikers, der nicht der Aktivität technisch-kompetenter Fertigkeiten zugehört, sondern ihr Gegenstück darstellt (Diskussion bei Zwiebel 2007). Ich stimme diesem Einwand zu, denn die sorgfältige Beobachtung der eigenen Einstellungen während der analytischen Stunde zeigt, wie wichtig es ist, immer wieder von den vielfältigen Wahrnehmungen und – hoffentlich kompetenten – Aktivitäten in eine noch ungerichtete psychoanalytische Grundhaltung zurückzukehren, die der Verarbeitung dient und aus der Neues entstehen kann (Will 2008).

Ein weiterer Einwand bezieht sich darauf, dass ich in diesem Buch eher an einer Verständigungskultur arbeite als mich für eine Streitkultur einzusetzen. Reerink (2007) weist darauf hin, dass ich dafür plädiere, die Pluralität in der Psychoanalyse anzuerkennen und das Gemeinsame in der Verschiedenheit zu suchen. Dabei werden jedoch die Leidenschaft und die Dringlichkeit ignoriert, mit der die unterschiedlichen theoretischen Perspektiven entwickelt wurden. Wollte man diese weiterführen, dann könnte die Pluralität genutzt werden, um deren Verschiedenheit herauszuarbeiten und sie in ihrer Andersartigkeit zu verstehen, um unser Denken zu bereichern und voranzutreiben. Sollte es tatsächlich möglich sein, in dieser Weise leidenschaftlich und doch sachbezogen zu diskutieren und Auseinandersetzungen nicht durch Narzissmus, Macht und Nachfolge zu entscheiden, wie es leider allzu oft in der Psychoanalyse geschehen ist und geschieht (Tuckett 2007; Will 2008; Poland 2009)?

Die zweite Auflage wurde erweitert durch ein Kapitel über die *Drei Türen zum Unbewussten in der analytischen Situation*, in dem drei grundlegende Kompetenzen vertieft und in einen historischen Zusammenhang gestellt werden.

München, im Januar 2010   Herbert Will
                                Korrespondenzadresse:
                                herbert.will@gmx.de

1 Einführung

Diese Arbeit hat sich aus Fragestellungen entwickelt, mit denen ich als Ausbildungsleiter der Akademie für Psychoanalyse und Psychotherapie in München zu tun bekam. Ein Anlass war die periodisch sich artikulierende Unzufriedenheit von Kandidaten darüber, wie groß die Unterschiede in der Beurteilung ihrer Arbeit durch die Supervisoren und Leiter der kasuistisch-technischen Seminare sind, wie schwer greifbar deren Beurteilungsmaßstäbe und welch großen und meist unreflektierten Einfluss nicht nur die Persönlichkeit der Lehrpersonen und ihre theoretischen und behandlungstechnischen Vorlieben, sondern zusätzlich noch die interpersonalen und Gruppenprozesse im Institut auf die gemeinsame Arbeit haben.

Erfreulicherweise melden sich in den letzten Jahren Ausbildungskandidaten zunehmend auch öffentlich zu Wort, veranstalten Ausbildungsforen bei den großen Kongressen, publizieren zu einschlägigen Themen und unternehmen teilweise auch empirische Studien zu Ausbildungsfragen. Als wesentliche Kritikpunkte werden immer wieder die mangelnde Transparenz der Ausbildungskriterien und der Organisation, ein autoritärer Umgangsstil und vor allem ungenügende Kommunikation benannt (Wiegand-Grefe & Schumacher 2006; Nagell et al. 2009). Gelegentlich wird von einer »Mauer des Schweigens« gesprochen und davon, dass die entscheidenden Fragen hinter geschlossenen Türen besprochen und nicht ausreichend kommuniziert werden. Trotz vielfältigen Unbehagens entsteht auf geheimnisvolle Weise nach Ende der Ausbildung eine oft idealisierende Sicht des eigenen Berufsstandes (Will 2007). Ausbildungskandidaten hingegen beklagen die mangelnde Kompetenz »fertiger« Analytiker und Ausbilder zur kollegialen Kritik und Rückmeldung, die auch eine mangelnde Fähigkeit zur Selbstreflexion beinhaltet. Versucht man, die verschiedenen Kritikpunkte zusammenzufassen, dann scheint es eine unzureichende Bereitschaft und Übung zu geben, die eigenen fachlichen Standpunkte plausibel und reflektiert zu kommunizieren, andere gelten zu lassen und in einen produktiven kollegialen Austausch darüber einzutreten (Tuckett 2007; Schmidt 2008), kurz: mit der Pluralität der zeitgenössischen Psychoanalyse umzugehen.

Es ist kein Geheimnis, dass wir uns damit einer zentralen Frage der gegenwärtigen Psychoanalyse nähern: der real existierenden *Pluralität von Positionen und Techniken* und den aus ihr folgenden Fragestellungen. Sind wir überhaupt imstande und bereit, diese Pluralität untereinander anzuerkennen, sie auszuformulieren, miteinander darüber zu sprechen und uns dennoch gegenseitig wertzuschätzen? Wie können wir unter diesen Bedingungen die Leistungen unserer Kandidaten beurteilen, ohne sie der subjektiven Willkür auszuliefern? Gibt es vielleicht trotz aller Unterschiede auch ein gemeinsames Wissen über gutes oder weniger gutes psychoanalytisches Arbeiten? Könnte es möglich sein, dieses explizit zu machen? Können wir einen Konsens über einige Fundamente psychoanalytischen Arbeitens finden und diesen so ausformulieren, dass wir unseren Kandidaten klarer als bisher sagen können, was wir ihnen in der Ausbildung zu Psychoanalytikern vermitteln wollen?

Die Fragestellung: Das Problem der Pluralität

Es ist klar, dass die soeben aufgeführten Fragen nicht nur uns bewegen, sondern zu einem zentralen Diskussionspunkt in der zeitgenössischen Psychoanalyse geworden sind, seit Wallerstein in seinem legendären Vortrag über *Eine Psychoanalyse – oder viele?* (1988) die Frage aufgeworfen hat, ob es heute überhaupt noch einen *common ground* gebe, der alle Psychoanalytiker verbindet.

Der Kongress der Internationalen Psychoanalytischen Vereinigung in Rom von 1989 stellte das Thema ins Zentrum. Er brachte insofern eine Klärung, als er das Ausmaß der Nicht-Übereinstimmung demonstrierte: Die einen bieten kleinianische Positionen, die anderen den Ödipuskomplex, dritte die Handlungssprache, die nächsten die Gegenübertragung als *common ground* an – insgesamt aber wurde dokumentiert, dass es eine theoretische Einheit nicht gibt. Wallersteins eigener Vorschlag, die Gemeinsamkeit nicht in der Theorie, sondern in einer konvergierenden Auffassung von der psychoanalytischen Praxis zu finden, hielt wiederum den nachfolgenden Diskussionen nicht stand (dazu Thomä 2004).

Nun sprechen viele Gründe für die Annahme, dass die Vorstellung, die Psychoanalyse sei einstmals ein einheitliches Gebilde mit einer gemeinsamen Theorie und Praxis gewesen, deren Kohärenz die Autorität Freuds gewährleistete, nicht stimmt und einer retrograden Stilisierung entspringt (Will 2003). Ebenso irrig ist es zu denken, wir könnten uns mit unserer heutigen Arbeit direkt auf Freuds analytische Praxis berufen. Sie ist zu andersartig gewesen, wie neue Forschungen unabweisbar zeigen (May 2007). Andererseits hat Freud mit seinen Herzensthemen Sexualtheorie, Triebtheorie und Infantile Sexualität Pflöcke in die *terra incognita* der unbewussten Motivationen eingeschlagen, auf die wir nicht ohne Schaden verzichten können, obwohl sie theoretisch so umstritten sind.

In einer historischen Betrachtung wird bald offenbar, wie komplex und tiefgründig die Psychoanalyse war und ist und wie wenig wir auch jetzt eine einfache Lösung erwarten können (Aichhorn 2005; Steiner 2005). Das Problem der Pluralität gab es schon zu Freuds Zeiten, es ist diachron durch die historischen Veränderungen der Psychoanalyse unausweichlich gegeben, und es besteht weiterhin. Was sich heute zu verändern scheint, ist die Bereitschaft, die Vielfalt anzuerkennen (Mertens & Waldvogel 2008) und das Problem, das sich durch sie stellt, in Angriff zu nehmen.

Ich persönlich meine, dass damit ein wichtiger Schritt der Psychoanalyse auf dem Weg zu einer Normalwissenschaft bezeichnet ist. In der Wissenschaftsgeschichte lässt sich häufig beobachten, dass die Anfangszeiten eines neuen Fachgebietes von charismatischen Persönlichkeiten und dominierenden Schulen geprägt sind und dieser Zustand nur allmählich überwunden wird.

Ich habe mit Absicht von der *Pluralität* in der Psychoanalyse gesprochen und das Wort Pluralismus nicht verwendet, weil eine Theorie des Pluralismus weit mehr bedeutet als eine Anerkennung der Pluralität. Es ist ein erster, basaler Schritt, die real existierende Vielfalt unter den Psychoanalytikern zu akzeptieren. Dies halten die meisten Autoren, die sich intensiv mit diesen Fragen beschäftigen, für naheliegend (exemplarisch Renik 2003;

Tuckett 2004, 2005). Doch scheint diese Ansicht keineswegs von allen geteilt zu werden, denn es gibt weiterhin Institute, an denen, wie man hört, einzelne Gruppen ihre Wahrheit als die dominierende durchsetzen. Das hat den Verlust der Toleranz gegenüber anderen Standpunkten zur Folge. An manchen Instituten können die Verfechter unterschiedlicher Positionen nicht mehr miteinander reden. An anderen werden Vertreter abweichender Standpunkte weggebissen oder gar nicht erst als Lehrpersonen zugelassen, so dass eine künstliche Übereinstimmung durch die Ausschaltung Andersdenkender entsteht.

Diese Lösung des Problems zeigt, dass die Anerkennung der Pluralität nicht selbstverständlich ist und dass auch ein zweiter Schritt unterschiedlich gesetzt werden kann: einen Umgang mit der Vielfalt zu finden. Ein geläufiger Umgang scheint die institutionelle Machtausübung zu sein. Wer diesen Weg nicht gehen will, muss sich mit der Tatsache auseinander setzen, dass weder Einzelne noch Gruppen einen gleichsam übergeordneten und objektiven Blickwinkel einnehmen können, um psychoanalytische Arbeit zu beurteilen. Und dass es, wie Renik (2003) hervorhebt, keine einheitliche, sondern unterschiedliche Konzeptionen von psychoanalytischer Arbeit gibt, die von unseren individuellen Annahmen abgeleitet sind und sich oft widersprechen. Wenn wir auch diese Tatsache anerkennen, bringt dies das neue Problem mit sich, sich in einem plural geprägten Feld zu bewegen, *ohne einen Standpunkt außerhalb oder darüber besetzen zu können.*

Ein anderer, nicht so notwendiger Schritt wäre es, aus der Anerkennung der Pluralität eine Theorie des *Pluralismus* für die Psychoanalyse zu entwickeln. Sie könnte wie in der politischen Theorie besagen, dass die Koexistenz und freie Entfaltung einer Vielzahl von Gruppen mit unterschiedlichen theoretischen und behandlungstechnischen Standpunkten die beste Gewähr für eine qualitativ hoch stehende, entwicklungsfähige und demokratische Psychoanalyse ist. Der Pluralismus würde also die Pluralität nicht nur anerkennen, sondern sie zusätzlich als positives Entwicklungsprinzip des Faches bewerten. Um eine solche Theorie des Pluralismus geht es mir hier nicht. Die Anerkennung der Pluralität reicht für unsere Zwecke aus.

Die Fragestellung: Das Problem der Pluralität

Owen Renik erzählt in seiner Arbeit über *Standards and standardization* (2003) – sie beruht auf einer offiziösen Rede, die er als Leiter des *Board on Professional Standards* der *American Psychoanalytic Association* hielt – eine Anekdote über Wilfred Bion, die, so meint er, das Problem gut auf den Punkt bringt. Bion stellte auf einem Treffen der *British Psychoanalytical Society* einen Fall vor. Er war, wie Sie wissen, nicht nur ein eminenter Analytiker, sondern auch ein dekorierter Offizier des Zweiten Weltkrieges, der die Waffe zu führen wusste. Nachdem er an dem Abend eingeführt worden war, bereitete Bion seinen Vortrag vor. Er zog das Manuskript aus der Tasche und legte es auf den Tisch. Er nahm seine Armbanduhr ab und legte sie dazu. Schließlich zog er eine Pistole aus der Tasche und legte sie ebenfalls daneben. An diesem Punkt rief ein alarmierter Kollege aus der Zuhörerschaft: »Professor Bion! Wozu ist *die denn* da?« »Oh, die?«, antwortete Bion. »Die ist für die erste Person, die zu mir sagen wird, dass das, was ich mache, *keine Psychoanalyse mehr* ist!« (Renik 2003, S. 43f, übersetzt von H.W.).

Renik merkt an, er sei nicht ganz sicher, ob diese Geschichte wirklich passiert ist. So oder so – Bions Pistole ist geeignet, jeden Anspruch auf objektive Autorität in der Psychoanalyse zu erledigen. Sie zeigt die eine, die kriegerische Seite des Problems.

Die andere, die der Qualität, ist nicht weniger bedeutsam. Denn die alte Frage: »Ist das überhaupt noch Psychoanalyse?« entspringt auch der Sorge um die Qualität des psychoanalytischen Arbeitens. Ein Element bei dem Streit der Beurteilungen ist immer die Frage, ob das, was der andere macht, nun gute, bessere oder schlechtere analytische Praxis sei. Renik argumentiert, dass es beruhigend wäre, wenn wir einen Qualitätsstandard formulieren könnten, der unsere individuellen Annahmen transzendiert und der auf alle Psychoanalytiker angewandt werden könnte, unabhängig von ihren sehr unterschiedlichen operativen Theorien. Wir wissen jedoch heute alle, dass es keinen solchen Konsens über die Art und Weise gibt, in der sich die Qualität psychoanalytischer Arbeit manifestiert. Heißt dies, dass wir uns damit abfinden müssen, dass wir keine Unterschiede machen können und dass alles geht? *Does anything go?*, fragt Tuckett in seiner Arbeit von 2005. Dies ist nun der dritte Schritt, den das

Problem der Vielfalt erfordert: Wege zu finden, trotz ihrer Bedingungen für Qualität zu sorgen.

Drei Aufgaben, vor die wir gestellt sind:

- die Pluralität anerkennen
- mit der Pluralität umgehen lernen
- Qualität umreißen, trotz dieser Bedingungen

»Was schlage ich angesichts dieser Schwierigkeit, psychoanalytische Standards zu formulieren und anzuwenden, vor? Dass wir uns von Standards *verabschieden*? Natürlich nicht. Dass wir die Standards *ermäßigen*? Keineswegs. Was ich vorschlage, ist, dass wir unsere Standards *revidieren*: ihren Gehalt verändern, so dass sie die fundamentale Heterogenität der psychoanalytischen *community* besser berücksichtigen und mehr Rücksicht darauf nehmen, wie begrenzt die aktuellen Möglichkeiten eines Psychoanalytikers sind, valide die Arbeit eines anderen einschätzen zu können« (Renik 2003, S. 45, übersetzt von H.W.).

Auf die Ausbildung bezogen meint Renik, alle Evaluationen der Arbeit von Kandidaten sollten als höchst subjektive Eindrücke und persönliche Meinungen aufgefasst und den Kandidaten auch als solche angeboten werden. Dies erleichtert für beide Beteiligten den offenen Austausch. Es fördert ein *Feed-back*, das Lernen und Entwicklung unterstützt, und reduziert Angst und Unterwerfung. Es braucht die Lehrpersonen keineswegs zu hindern, auch Schwächen zu benennen, nimmt der Kritik jedoch ihre autoritative Macht. Nur in solchen Fällen, in denen offensichtliche und andauernde Inkompetenz vorliegt, sollte die Evaluation autoritativ verwendet werden (in Form der Ablehnung von Fallarbeiten, Beendigung der Ausbildung). Der Brite David Tuckett (2004, 2005) findet diese Lösung zu minimalistisch und schlägt darüber hinaus ein neues Verfahren vor, um Kriterien für die Qualität psychoanalytischen Arbeitens unter den Bedingungen der Pluralität zu entwickeln. Wir werden im Folgenden darauf eingehen.

Die Diskussion über diese Fragen an der *Akademie* in München hat gezeigt, dass die angenommenen Unterschiede – zumindest bei unseren Lehranalytikern und Supervisoren – gar nicht so groß sind wie vermutet und wie es die oft pointierte Gegenüberstellung von Schulmeinungen nahelegt. Manche Kolleginnen und Kollegen vertreten ausgeprägte Positionen. Die große Mehrzahl bewegt sich jedoch in einem mittleren Bereich und nahezu alle stimmen in vielen Basisfragen analytischen Arbeitens miteinander überein.[1]

Die neue Perspektive: Implizites Wissen explizit machen

Diese Erfahrung legte es nahe zu versuchen, unsere Übereinstimmung in Basisfragen des psychoanalytischen Handelns explizit zu formulieren. Das Ergebnis dieses Versuchs legen wir hier vor. Er wurde stimuliert durch die Diskussion, die insbesondere innerhalb der EPF (*European Psychoanalytic Federation*) um die Frage der psychoanalytischen Kompetenzen geführt wird. Meiner Ansicht nach wurde hier ein äußerst produktiver Weg gefunden, Wallersteins ungelöste Frage nach dem *common ground* der gegenwärtigen Psychoanalyse auf neue Weise aufzunehmen und zu konkretisieren. Tuckett (2005) hat ein Verfahren vorgeschlagen, um zu explizieren und transparenteren Indikatoren für eine kompetente Praxis zu kommen.

Er hat sich dabei von einer persönlichen Beobachtung leiten lassen. »Ich habe wiederholt erlebt, sofern förderliche Bedingungen herrschten, dass viele Psychoanalytiker, die ich kenne, oft intuitiv spüren können, was in einer Sitzung zwischen Analytiker und Patient vor sich geht, wenn sie eine detaillierte Beschreibung der klinischen Arbeit hören: Sie scheinen dann in der Lage zu sein, diejenigen, die ›es können‹, von denen, die ›es nicht können‹, zu unterscheiden, auch wenn die Unterschiede in der Praxis erheblich sind und sie selbst nicht so arbeiten würden.« Tuckett fährt fort und hebt seine Folgerung hervor: »**Wenn das so ist, dann besteht die vor uns liegende Aufgabe nicht darin, Konzepte und Indikatoren, die es nicht gibt, zu ›erfinden‹, sondern darin, das zu spezifizieren und erfassen zu lernen, worauf unsere globalen und intuitiven Urteile *bereits jetzt* beruhen, und sie offen zu legen**« (Tuckett 2005, S. 7, zitiert nach dem deutschen Text). Implizit vorhandene Qualitätskriterien aufspüren und explizit machen – das wird zur neuen Aufgabe.

Seit einigen Jahren ist eine ganze Anzahl länderübergreifend besetzter Arbeitsgruppen damit beschäftigt, detaillierte Beispiele aus der Praxis unter genau diesem Gesichtspunkt zu diskutieren (Gutmann 2003; Tuckett 2007; Tuckett et al. 2008). Sie versuchen, durch einen Prozess der Gruppendiskussion die persönliche Annäherung an die Fragen der Qualitätsbeurteilung, die dabei verwendeten intuitiven Urteile und deren Begründung und die darin enthaltenen Perspektiven und Fallen offen zu legen und explizit zu fassen zu bekommen.

Dieses Unternehmen orientiert sich daran, keine Qualitätskriterien gleichsam *von oben*, von einer Autorität oder Theorie, abzuleiten, wie es bisher üblich war. Ich finde dies ausgesprochen bemerkenswert, weil es eine Zeitenwende markiert. Wir leben in einem Zeitalter der Dekonstruktion alles Festgefügten und Autoritativen, die auch vor der Psychoanalyse nicht Halt macht (Derrida 2000). Diese Dekonstruktion hat nicht mehr den autoritätskritischen Impetus von 1968, sie wandelt vielmehr von innen heraus hierarchische Strukturen um. Systeme, die versuchen, sich diesem Prozess zu entziehen, drohen zu erstarren und irrelevant zu werden. Tucketts Vorhaben vertraut darauf, dass die Experten aufgrund ihres Expertentums ein implizites Wissen um Qualität haben, und dass es darauf ankommt, dieses Wissen in Worte zu fassen. Kompetenz muss sich in der Praxis erweisen – das ist der Ausgangspunkt.

Kommt Mohammed nicht mehr zum Berg,
dann muss der Berg zu Mohammed kommen.

Ich halte es für einen besonderen Vorzug dieses Ansatzes, dass er das Vorgehen der Analytiker in ihrer praktischen Arbeit in den Blick nimmt, d. h. auf *die Anwendung der psychoanalytischen Methode* fokussiert. Wie Körner (2003) hervorgehoben hat, bewegen wir uns in der Psychoanalyse in drei ganz unterschiedlichen Sprachwelten: in einer des Erklärungswissens, in einer des Veränderungswissens und in einer der Deutungskunst. In klinischen Diskussionen werden diese drei Welten oft genug vermischt, was zur Sprachverwirrung führen muss: Eine Kollegin spricht von paranoid-schizoider Position (Erklärungswissen), ein Kollege entdeckt bei sich ein Gegenübertragungsgefühl (Ausgangspunkt für Deutungskunst), ein dritter schlägt vor, den Patienten zu konfrontieren (Veränderungswissen). Dass die Sprachwelten derart durcheinandergehen, ist in kasuistischen Seminaren oft genug eine Quelle von Verwirrung und Aneinandervorbeireden.

Die Beschäftigung mit psychoanalytischen Kompetenzen stellt das methodische Vorgehen – und das heißt, *das Veränderungswissen* – in den Vordergrund. Sie fragt nach den individuellen Potentialen und Prozessen, in denen produktive psychoanalytische Arbeit erzeugt wird. Die Inhalte des Erklärungs- und Deutungswissens mit all ihren psychodynamischen Hypothesen, Gegenübertragungswahrnehmungen, Phantasien und Interpretationen werden vorübergehend beiseitegelegt. Das ist das Neuartige und Faszinierende an der Beschäftigung mit Kompetenzfragen. Aus seiner praktischen Erfahrung in einer der zuvor erwähnten Diskussionsgruppen merkt Gutmann an (2003, S. 6), dass es gar nicht leicht ist, diese Perspektive beizubehalten und nicht immer wieder der Versuchung zu verfallen, den Analytiker oder den Patienten zu analysieren: Wir schauen offensichtlich lieber auf den Fall als auf die Methode.

Die Kompetenzforschung ist nicht von Psychoanalytikern erfunden worden. Außerhalb der Psychoanalyse hat sie in den letzten Jahren viel Aufmerksamkeit auf sich gezogen. Sie betrachtet die Organisation des individuellen Handelns im Hinblick auf die Anforderungen in komplexen beruflichen Situationen verschiedenster Art. »Berufliche Kompetenz ist eine Kombination von Kenntnissen, Fertigkeiten, Erfahrungen und Verhaltensweisen, die in einem konkreten Kontext eingesetzt werden, und anhand ihres konkreten Einsatzes festgestellt, bewertet, bestätigt und weiterentwickelt werden kann« (Franke 2001, S. 60). Die Kompetenzforscher gehen davon aus, dass kompetentes Verhalten das Produkt einer permanenten Interaktion unterschiedlicher psychischer Funktionen ist.

Im Gegensatz zu der bisher favorisierten Suche nach Qualifikation, die sachverhaltszentriert ist – qualifiziert sei, wer die und die Qualifikationen erworben hat –, orientiert sich die Suche nach Kompetenz am handelnden Subjekt. Sie versucht, kompetente Praxis in einzelne Fähigkeiten zu zerlegen, diese zu definieren, prüfbar und gezielt veränderbar zu machen.[2] Kompetenz wird als ein dynamisches Wirkungsgefüge gesehen, das erst im zeitlichen Verlauf der beruflichen Tätigkeit erfasst werden kann. Deshalb sind zu ihrer Erfassung Prozessmodelle angesagt, die die individuellen Potentiale und Prozesse der Erzeugung von Leistung beschreiben und analysieren. Kompetenzen entstehen aus der Verschränkung von Wissen mit Erfahrungen, die in subjektiv bedeutsamen Erlebensprozessen gemacht werden.

Eine solche Art von Kompetenzforschung zeigt einige Verwandtschaft mit dem, was uns hier beschäftigt. In der Psychoanalyse entspricht ihr eine vertiefte Einsicht in die Komplexität unserer beruflichen Handlungsabläufe in der psychoanalytischen Praxis. Unsere Arbeit kann eben nicht, wie früher oft gedacht, geradlinig aus der Theorie hergeleitet werden. Vielmehr ist die psychoanalytische Professionalität ein Thema *sui generis*, das zunehmende Aufmerksamkeit findet (Buchholz 1997; Pollak 1999).

Wissenschaft und professionelle Praxis differenzieren sich zunehmend als nebeneinanderstehende eigene Diskurssysteme aus. Praktiker müssen Probleme lösen, die teilweise andersartig sind als die der Wissenschaftler. Ein Klassiker, der sich mit dieser Thematik beschäftigt, ist das Buch des amerikanischen Sozialwissenschaftlers Donald A. Schön *The Reflective Practitioner. How Professionals Think in Action* (1983; vgl. Buchholz 1997). Situationen, in denen Praktiker arbeiten müssen, sind gemäß Schön durch wenigstens fünf Merkmale charakterisiert. Sie sind komplex und damit vieldeutig, nicht eindeutig. Sie sind unsicher und verursachen Unsicherheit, weil es eine Vielzahl von Antworten oder Lösungen gibt und man zugleich weiß, dass keine definitiv als die richtige gelten kann. Sie sind instabil, weil sich immer etwas verändert und jede Lösung wiederum Veränderungen herbeiführt. Sie sind einzigartig. Keine gleicht der anderen und jede erfordert eine andere Reaktion. Und schließlich erfordern sie Entscheidungen, in die die Werte und Präferenzen des Praktikers einfließen. Ich finde es offensichtlich, dass diese

Beschreibung von Besonderheiten der professionellen Praxis, die Schön aus anderen Berufsfeldern gewonnen hat, auch für die psychoanalytische Arbeit zutrifft.

Die Praktiker müssen sich in diesem unübersichtlichen Feld zurechtfinden. Auf welche Weise sie das tun können, wird interessanterweise derzeit zu einem neuen Schwerpunkt der psychoanalytischen Reflexion. Diese entfernt sich von der Orientierung an »großen Erzählungen« darüber, was Psychoanalyse sei, und wendet sich der inneren Arbeitsweise und den Arbeitskonzepten zu, mit denen die Analytiker ihre professionelle Tätigkeit bestreiten – ein Fokus, den so unterschiedliche Autoren wie Ralf Zwiebel (2003) und Evelyne Albrecht Schwaber (2006) in den letzten Jahren auf eindringliche Weise in den Blick gerückt haben. Hier vollzieht sich eine Verlagerung der Orientierung weg von einem deduktiven und gesetzmäßigen Denken hin zur Betrachtung des Subjekts und seiner inneren und äußeren Handlungsvollzüge. Einher geht damit eine veränderte Sicht auf die Technik. Vassali (2005) hebt ihre eigenständige Bedeutung als ein handwerkliches Tun im Sinne der aristotelischen *poiesis* hervor, die den Freudianern noch geläufig gewesen war und die später verloren ging.

Manche Leser mögen die hier entfaltete Perspektive sehr nüchtern finden angesichts der Konzepte, mit denen bisher versucht wurde, unsere Fragen zu beantworten: der Entwicklung einer *analytischen Haltung* (Kutter et al. 1988) und einer *analytischen Identität* (Erlich et al. 2003). Tatsächlich ist unsere Fragestellung prosaischer. Sie entspringt nicht zuletzt der Einsicht, dass es bisher nicht gelungen ist, diese Konzepte transparent und konsensfähig auszuarbeiten. Vielmehr meinen viele, dass sie dazu verführen, die analytische Arbeit zu mystifizieren und zu idealisieren (Szescödy 2003, 2004). Gleichwohl geht es uns nicht darum, die Rede von einer analytischen Haltung und analytischen Identität zu überholen, sondern sie in konkreter Hinsicht weiterzuführen. Ich meine, dass wir auch in Zukunft nicht ohne diese Konzepte auskommen werden, weil das Erlernen der Psychoanalyse nicht nur mit praktischen Fertigkeiten, sondern in einem ganz besonderen Ausmaß mit einer Entwicklung der Persönlichkeit verbunden ist, die im Medium persönlicher Beziehungen und Identifizierungen stattfindet. Zudem geben sie einen Rahmen ab für das doch sehr ungewöhnliche Hauptziel der Ausbildung, sich unbewussten Prozessen öffnen zu lernen.

Mein Projekt hat zwei Ziele, die auch in der Literatur der letzten Jahre häufig benannt wurden (Kernberg 2000; Target 2003; Szescödy 2003; Kahl-Popp 2004). Zum einen geht es darum auszuloten, ob es möglich ist, unter den Lehranalytikern und Supervisoren des eigenen Instituts einen Konsens zu finden über eine Reihe von Basiskompetenzen, die ausgebildete Analytiker in ihrer Arbeit zeigen sollen. Zum anderen geht es darum, unseren Kandidaten transparentere Anhaltspunkte als bisher zu geben für das, was wir ihnen in der psychoanalytischen Ausbildung vermitteln wollen.

Ich möchte nicht unerwähnt lassen, dass diese Fragestellung natürlich nicht nur die Kandidaten betrifft, sondern auch die »fertigen« Analytiker. Hier scheint sie zuweilen noch heißer zu sein. Wie kompetent sind unsere Kollegen? Wer ist gut in seiner Arbeit, wer nicht? Was sind die Einflussfaktoren dabei? Was die Qualitätskriterien? Ist die Vereinszugehörigkeit ein Zeichen hochwertiger Qualität oder bedeutet die Freiheit der Entwicklung mehr? Oder sind derlei Überlegungen müßig, da unspezifische Persönlichkeitsfaktoren sowieso den Großteil erfolgreicher Therapeutenarbeit ausmachen? Viele Fragen, die nicht leicht zu beantworten sind (vgl. dazu die sehr aufschlussreiche, mit manchen Mythen aufräumende empirische Untersuchung der Therapeutenvariable bei Sandell et al. 2001).

Zur Methode

An der *Akademie* in München werden die Ausbildungsleistungen nicht, wie meist üblich, in den Supervisionen eingeschätzt, was zur Folge hat, dass diese vom Beurteilungsdruck frei sind. Stattdessen dienen kasuistisch-technische Seminare mit ihrem öffentlicheren Charakter der Einschätzung des Ausbildungsstandes. Die Ausbildungskandidaten pflegen zur Vorbereitung der kasuistisch-technischen Seminare Behandlungsberichte zu schreiben, die auch mehrere Stundenprotokolle umfassen. Die

Leiter der KTS ihrerseits geben neben dem mündlichen Austausch an den KTS-Abenden eine schriftliche Stellungnahme ab, die an den Kandidaten, den Supervisor des Falles und den Ausbildungsleiter geschickt wird und der Rückmeldung dient. Sie umfasst in der Regel ca. eineinhalb Seiten, manchmal mehr, ist in ihrem Aufbau nicht festgelegt und gibt die Eindrücke der Leiter über das Papier, den Abend, den Verlauf der Behandlung und die Arbeit des Kandidaten wieder. Häufig werden diese Eindrücke anhand von Beispielen erläutert.

Um Tucketts Frage nach der Gewinnung impliziter Beurteilungskriterien nachzugehen, bot es sich an, die Stellungnahmen unserer KTS-Leiter genauer unter dieser Fragestellung anzuschauen. Zu diesem Zweck habe ich 30 Stellungnahmen von 19 erfahrenen Lehranalytikern und Supervisoren der Akademie aus den Jahren 2000 bis 2004 daraufhin ausgewertet, welche kompetentere oder weniger kompetente Praxis, welche Stärken und Schwächen der Kandidaten darin benannt und erläutert werden.[3]

Methodisch habe ich die qualitative Inhaltsanalyse nach Mayring als Leitfaden für die Auswertung und Strukturierung des Materials verwendet (Lamnek 2005). Zur weiteren Aufbereitung habe ich mich an wesentlichen Erkenntnissen aus der behandlungstechnischen Literatur orientiert, wie sie in der Geschichte der Psychoanalyse ausgearbeitet und weiterentwickelt worden sind (Will 2003, 2006). In einem dritten Schritt wurde dann die mir bekannte Literatur berücksichtigt, die sich bisher um die konkrete Formulierung psychoanalytischer Kompetenzen bemüht hat (Gutmann 2003; Kahl-Popp 2004; Tuckett 2005). Daneben habe ich die vieljährige Erfahrung aus den Diskussionen im Aus- und Weiterbildungsausschuss über die Entwicklung der Kandidaten einbezogen. Schließlich führten ausgedehnte kollegiale Diskussionen zu weiteren Umänderungen.

Alle Stellungnahmen, die ich ausgewertet habe, beziehen sich auf analytische Therapien. Die Kandidaten haben sie als Ausbildungsfälle in aller Regel dreistündig im Standardsetting bei mehrjährigem Verlauf durchgeführt mit Patienten, bei denen dies die Indikation der Wahl war. Fälle, bei denen während der Behandlung Technik oder Setting modifiziert werden mussten, weil sich die Patienten als schwerer gestört erwiesen als anfangs festgestellt, habe ich nicht aufgenommen, um ein klares Bild von der analytischen Praxis zu erhalten. Da die eigene Selbsterfahrung die Auffassung vom analytischen Arbeiten mit prägt, möchte ich erwähnen, dass die Akademie für die Lehranalyse eine Dauer von mindestens 600 Stunden vorgibt (gemäß dem DGPT-Standard); sie wird zum überwiegenden Teil mit mindestens drei Wochenstunden durchgeführt.

Nun erlernen unsere Kandidaten nicht nur die Analyse, sondern auch die modifizierte analytische Psychotherapie von schwer gestörten Patienten (in der Regel zweistündig im Sitzen) sowie die tiefenpsychologisch fundierte Psychotherapie und präsentieren auch aus diesen Behandlungen Fallberichte. Dazu gibt es wiederum Stellungnahmen der KTS-Leiter. Diese habe ich für die hier vorgelegte Liste von Kompetenzen nicht ausgewertet, weil die Technik und die einzusetzenden Fertigkeiten in den drei Verfahren aus unserer Perspektive zwar großenteils übereinstimmen, teilweise jedoch auch erheblich voneinander differieren.

Das Ziel dieser Arbeit ist es, die Kompetenzen für psychoanalytisches Arbeiten im engeren Sinn zu umreißen. Ein weiterer Schritt könnte sein, zu untersuchen, welche Kompetenzen im Vergleich dazu die Experten für wichtig halten, um eine modifizierte Analyse mit Borderline-Patienten und eine tiefenpsychologisch fundierte Psychotherapie fachgerecht durchzuführen (vgl. Lachauer 1992; Sasse 2008). Interessant wäre es auch, die Gemeinsamkeiten und Unterschiede zur Praxis der Kinder- und Jugendanalyse sowie in anderen Praxisfeldern unter dem Blickwinkel der Kompetenzen zu untersuchen (vgl. Bauriedl 1994; Aichhorn 2005; Lehndorfer 2008).

Der projektierte Katalog von Kompetenzen sollte praktisch verwendbar sein und deshalb nicht 30 oder 40 Kompetenzen ausdifferenzieren, was ohne Weiteres möglich gewesen wäre (vgl. Gutmann 2003). Das Papier hat, was niemanden verwundern wird, viele Fassungen erlebt. Ich strebte die Formulierung von 10 bis 12 Kompetenzen an, kam auf 11 und konnte diese letztlich auf 10 reduzieren. Damit ist natürlich auch gesagt, dass vieles anders formuliert werden kann und andere Schwerpunkte gesetzt werden können. So ist klar, dass das hier vorgelegte Ergebnis weder allumfassend noch allgemein gültig zu sein beansprucht, sondern Teil eines andauernden, unsere Arbeit begleitenden Qualitätsdiskurses ist.

Ein wesentliches Anliegen war es, in die Formulierung der Kompetenzen möglichst wenige theoretisch elaborierte Konzepte und wenig Fachterminologie einfließen zu lassen, weil diese erfahrungsgemäß immer Positionenstreit und Dissens hervorrufen (diese Erfahrung bestätigt auch Tuckett 2005). Dies ist nicht ganz gelungen. Zumindest habe ich versucht, keine besonders partikularen, schulenspezifischen Konzepte zu verwenden, sondern solche, über deren Bedeutung sich möglichst viele Analytiker einig sind. Ich wollte die Liste der Kompetenzen und ihre Erläuterungen und Ankerbeispiele *so schulenübergreifend wie möglich* fassen.

Als ich die Ergebnisse im Rahmen unserer Lehranalytikerkonferenz vorstellte, war die Zustimmung ausgesprochen groß. Das erste Ziel, einen einigermaßen tragfähigen Konsens über Basisfertigkeiten ausgebildeter Analytiker zu erreichen, scheint in greifbare Nähe gerückt. Zwar wurde in vielen sich anschließenden Einzeldiskussionen deutlich, dass nahezu jede(r) diesen oder jenen Punkt doch etwas anders sieht oder anderes hervorheben würde. Das verwundert nicht und geht, glaube ich, über den Narzissmus der kleinen Differenz hinaus. Es weist vielmehr darauf hin, dass es niemals einen vollkommen einheitlichen Blick auf die praktischen Fragen unserer Arbeit geben kann (vgl. Kap. 4). Doch mit der Generallinie zeigten sich alle Anwesenden einverstanden.

Auffällig war jedoch, dass eine ganze Reihe der Kolleginnen und Kollegen dem Vorhaben gegenüber ziemlich skeptisch eingestellt blieben. Es wurden Bedenken laut, ob es überhaupt angemessen sei, die große Komplexität unserer Praxis auf derlei Formeln zu bringen, ob dadurch nicht der Blick von der analytischen Beziehung und den unbewussten Prozessen abgelenkt würde, und ob die Kandidaten einen solchen Katalog nicht als neue Normierung und Über-Ich-Variante erleben könnten. Eine andere Kollegin meinte hingegen: Hätte ich doch schon in meiner Ausbildung eine solche Orientierung gehabt, ich hätte mich leichter getan! Damit begann eine Diskussion, die wahrscheinlich genau wie die Qualitätsfrage nie ein Ende finden wird und die wir in einem späteren Kapitel fortführen wollen.

2 Kompetente Praxis

Drei Schritte des psychoanalytischen Arbeitens

Wir kommen zunächst zu dem Muster, nach dem ich die Kompetenzen geordnet habe. Tuckett (2005) hat vorgeschlagen, psychoanalytische Kompetenz aus der Perspektive dreier Bezugsrahmen zu betrachten. Er hat diese absichtlich ohne spezifisch psychoanalytische Terminologie formuliert, um damit eine schulenübergreifende Diskussion zu ermöglichen. Sie sollen den Blick auf drei unterschiedliche, aber miteinander verknüpfte Rahmenbedingungen des psychoanalytischen Arbeitens lenken. Der *teilnehmend-beobachtende Rahmen (participant-observational frame)* bezieht sich darauf, wie Unbewusstes wahrgenommen werden kann, während Analytiker und Patient zusammen sind. Der *konzeptuelle Rahmen (conceptual frame)* lenkt den Blick darauf, wie Unbewusstes mithilfe von impliziten oder expliziten Theorieelementen konzeptualisiert wird. Der *Interventionsrahmen (interventional frame)* schließlich führt zur Frage, wie Unbewusstes angesprochen oder in Worte gefasst werden kann.[4] Wir übernehmen diesen Vorschlag und gehen mit Tuckett davon aus, dass die analytische Aufgabe mehrere Fähigkeiten erfordert:

1. *Entstehen lassen und Wahrnehmen:* Eine äußere und innere Situation herstellen, in der relevantes Material (Affekte, unbewusste Bedeutungen und Beziehungserleben) auftauchen und im Zusammensein mit den Patienten erspürt werden kann.
2. *Nachdenken:* Das Wahrgenommene konzeptuell erfassen (sei es implizit oder explizit).
3. *Sprechen:* Auf der Basis dessen Deutungen formulieren sowie deren Wirkung wahrnehmen und damit arbeiten.

Die Übertragungsbeziehung ist dabei das Medium, innerhalb dessen sich die unbewusste Kommunikation ebenso abspielt wie die bewusstseinsfähigen Schritte unseres Arbeitens.

Aus diesen Rahmenbedingungen ergibt sich eine Grundbewegung des analytischen Arbeitens, die immer neu diese drei Schritte durchschreitet. Im ersten Schritt kommt es darauf an, eine Situation herzustellen, in der unbewusstes Erleben aktiviert wird und sich konstellieren kann (Freuds »Auftrieb des Unbewussten«). Der Analytiker ist dabei einerseits mit dem Patienten zusammen und in die aktuelle Beziehung involviert (»teilnehmend«). Andererseits ist er damit beschäftigt, das, was er hört, erlebt, phantasiert, handelt und erspürt, »beobachtend« wahrzunehmen. So oszilliert er psychisch zwischen einer teilnehmenden und einer beobachtenden Haltung. Er nimmt sich selbst wahr und all das, was vom Patienten ausgeht und was zwischen ihnen geschieht. Dabei nutzt er die drei geläufigen Wahrnehmungskanäle des Zuhörens (gleichschwebende Aufmerksamkeit), der Emotionalität (Gegenübertragung) und der Handlungssprache (Interaktion, Szene). Orientieren kann er sich, indem er nach dem »heißen« Gefühl oder dem unbewussten Thema dieser Stunde sucht, nach dem, was Strachey (1934) den emotionalen Dringlichkeitspunkt (*point of urgency*) genannt hat.

Im zweiten Schritt kommt es zum Nachdenken. Die Aufgabe ist nun, das Erspürte und Wahrgenommene zu fassen zu bekommen. Oft geschieht dies zunächst intuitiv und implizit, manchmal explizit durch Theorien geleitet. Wie kann ich das verstehen? Was ist der unbewusste Prozess? Was der rote Faden? Der »heiße« Konflikt? Die emotionale Begegnung? Welche Konzepte und Theorien können mir hilfreich sein? Ein wesentliches Moment dabei ist die Selbstreflexion, also die Möglichkeit, über die eigenen emotionalen Reaktionen, Phantasien und Theorien nachzudenken, die in den Vordergrund treten.

Der dritte Schritt schließlich beantwortet die Frage: Was sage ich dem Patienten? Nun geht es darum, ihm von dem Verstandenen etwas mitzuteilen – sei es als neu formulierte Deutung oder nachdem es gemeinsam mit ihm erarbeitet worden ist. Greenson (1967) hat die Aufeinanderfolge der Interventionen beim Analysieren auf klassische Weise zusammengefasst: Konfrontieren, Klären, Deuten, Durcharbeiten. Diese Ordnung des Analysierens ist noch heute hilfreich. Also sage ich zuerst: »Mir fällt auf, dass ...«, dann versuche ich, mir Unklares zu klären, dann deute ich, und schließlich wird dieses oder jenes vertieft und durchgearbeitet. Aber oft genug gehen die Interventionen ganz anders, zumal in den meisten Stunden auch viel Nicht-Deutendes gesagt wird, und das aus gutem Grund. Wir konzentrieren uns hier auf die Deutung, weil sie die spezifisch psychoanalytische Interventionsform ist (vgl. die folgenden Erläuterungen zur Deutungskompetenz).

Ich sage absichtlich nicht, der Analytiker solle richtige oder gute Deutungen geben, denn die methodische Reflexion von kasuistischen Diskussionen macht immer klarer (Gutmann 2003; Tuckett 2005), dass es kaum möglich ist, die Qualität von Stundenmaterial und Interventionen einfach so einzuschätzen. Der klinische Zusammenhang ist viel zu komplex und die Erfahrung zeigt: Je länger man über eine Intervention diskutiert, desto mehr Perspektiven werden auftauchen, die sie in immer neuem Licht erscheinen lassen. Eine anfangs sehr überzeugende Deutung kann zunehmend fragwürdig werden, eine unscheinbare Intervention immer eindrucksvoller. Unterschiedlichste Autoren sind deshalb zu dem Schluss gekommen, dass man die Interventionen eines Analytikers nur würdigen kann im Kontext dessen, was dieser Analytiker mit seinem Patienten insgesamt erlebt, denkt und tut. Dann lässt sich zumindest die Plausibilität der Interventionen im Rahmen seines Horizontes einschätzen. Diese erhöht sich, wenn er selbst versucht, in der Diskussion den Kontext seiner Intervention zu erläutern. Wir können daraus schließen, dass es gute oder richtige Deutungen in einer abstrakten Einschätzung überhaupt nicht geben kann.

Indem wir eine Intervention aussprechen, haben wir einerseits Worte und Inhalte formuliert, die der Patient, so hoffen wir, hört und mit denen er sich auseinandersetzt. Andererseits haben wir auch etwas getan und sind damit unvermeidlich wieder zum ersten Schritt zurückgekehrt: In der analytischen Situation teilnehmend haben wir eine Intervention = Interaktion begonnen. Nun geht es wieder darum, deren Auswirkungen zu erspüren und wahrzunehmen. So setzt jeder der drei Schritte immer neu den nächsten aus sich heraus.

Psychoanalytische Kompetenzen – ein Überblick

Den hier aufgeführten Überblick über die Kompetenzen habe ich nach Tucketts Dreischritt geordnet. In den nächsten Kapiteln folgen die jeweiligen Erläuterungen und klinischen Beispiele für ein kompetenteres oder weniger kompetentes Arbeiten.

Der teilnehmend-beobachtende Rahmen

1. Die Fähigkeit zur gleichschwebenden Aufmerksamkeit und Zurückhaltung
2. Die Fähigkeit, mit der Gegenübertragung zu arbeiten
3. Die Fähigkeit zur psychoanalytischen Interaktion und Intersubjektivität
4. Die Fähigkeit, eine als hilfreich erlebte Beziehung entstehen zu lassen
5. Die Fähigkeit, mit Angst, Spannungen und Konflikten umzugehen
6. Die Fähigkeit, den Patienten psychischen Raum und Entwicklungsfreiheit zu geben und sie nicht durch eigene Bedürfnisse oder Unzulänglichkeiten einzuschränken

Der konzeptuelle Rahmen

7. Die Fähigkeit, einen analytischen Prozess einzuleiten, zu gestalten und zu beenden
8. Die Fähigkeit, theoretische Konzepte heranzuziehen
9. Die Fähigkeit zur Selbstreflexion und fachlichen Kommunikation

Der Interventionsrahmen

10. Die Fähigkeit, in förderlicher Weise zu deuten

Erläuterungen und Ankerbeispiele

Die von mir formulierten Kompetenzen sind in sich ziemlich komplex. Ich habe zunächst versucht, ihre Hauptaussage herauszuarbeiten und dadurch genügend Trennschärfe zu erreichen. In den folgenden Erläuterungen lege ich durch eine feinere Charakterisierung gleichsam eine Bedeutungswolke um sie und bette sie dadurch in die Praxis ein. Wie die Kompetenzen selbst sind auch die Erläuterungen theorieinformiert, aber nicht aus einer Theorie abgeleitet, sondern aus dem Umgang mit der Praxis gewonnen. Sie versuchen wiederum, die Fachterminologie einzelner Theorie- und Therapieansätze zu vermeiden, um eine möglichst breite Diskussionsgrundlage herzustellen.

Durch die Reihenfolge möchte ich keine Priorisierung oder Gewichtung vorgeben. Beispielsweise werden manche das Arbeiten mit der Gegenübertragung für viel wichtiger ansehen als die gleichschwebende Aufmerksamkeit, andere jedoch genau das Umgekehrte meinen, Dritte werden sagen, Interaktion und Intersubjektivität seien doch heute der zentrale Bezugspunkt. Manche werden die hilfreich erlebte Beziehung als erstrangig einschätzen und die Deutungskompetenz nachordnen, andere werden auf das Deuten als die bei Weitem wichtigste Fähigkeit verweisen. Ich habe natürlich auch meine Meinung zu diesen Gewichtungsfragen, doch habe ich versucht, sie so wenig wie möglich in die Ergebnisse einfließen zu lassen. Unserer Erfahrung nach bringt die Beschäftigung mit den Kompetenzen einen Nebeneffekt mit sich: Die Bereitschaft, andere Ansichten als die eigenen zu tolerieren, nimmt zu.

Nun kommen wir zu dem Teil, der die meisten Diskussionen ausgelöst hat: zu den Ankerbeispielen. »Die Beispiele halte ich für das Wichtigste, aber auch das Schwierigste«, meinte ein Kollege, und ein anderer: »In den Kernthesen besteht Einigkeit, die Beispiele aber wären gründlich diskussionswürdig.« Eine Kollegin fand sie immerhin fast alle sehr plastisch und eindrucksvoll. Es war klar, dass wir nicht ohne Ankerbeispiele auskommen können. In der qualitativen Sozialforschung sind sie ein Muss, um abstrakte Formulierungen durch konkrete Beispiele in der Praxis zu verankern. Wie ich schon (s. Kap. 1) hervorgehoben habe, können sie jedoch nicht als Musterbeispiele für die »richtige« oder »falsche« Praxis eingesetzt werden, weil es in der Psychoanalyse keinen externen Standpunkt gibt, von dem aus ein Einzelner oder eine Gruppe objektive Aussagen über richtiges oder falsches Arbeiten machen könnte.

Mit Tuckett (2005) bin ich der Ansicht, dass analytische Kompetenz oder Inkompetenz sehr wahrscheinlich *Teil eines Kontinuums* ist. Deshalb spreche ich von Beispielen für eine kompetentere oder eine weniger kompetente Praxis und nicht von richtig oder falsch. Die Beispiele sollten bezogen auf die jeweils zu illustrierende Fähigkeit gelesen werden. Sie sollen den Haupttrend beleuchten und die Richtung angeben. Sie stehen gleichsam *pars pro toto*.

Nun hat die Erfahrung gezeigt: Je länger man die Beispiele im Kollegenkreis diskutiert, desto tiefgründiger erscheinen sie und desto weniger eindeutig lassen sie sich einschätzen. Dies gilt nochmals verstärkt für einzelne Interventionen. Theoretisch lassen sich immer Situationen konstruieren, in denen ein und dieselbe Interpretation ganz besonders stimmig oder geradezu inkompetent erscheint. Man kann daraus den Schluss ziehen, wie ein Kollege tröstend vorschlägt, dass es nicht allein darauf ankommt, die ultimativ richtigen und überzeugenden Beispiele zu finden. Könnte es am Ende ebenso wichtig sein, sich mit den Beispielen auseinanderzusetzen, sie zu reflektieren, vielleicht passendere zu finden und dadurch ein Problembewusstsein für die Komplexität der Qualitätsfragen in unserer Arbeit zu entwickeln?

Die Ankerbeispiele stammen aus verschiedenen Quellen, teilweise aus der Literatur. Ich habe mit Absicht ihre Urheber nicht angegeben, um zu vermeiden, dass durch deren Kenntnis ein Vorurteil bei der Lektüre entsteht (in der Art: Ach, von der oder dem stammt das, dann weiß ich schon, was ich davon zu halten habe). Ich hoffe, dass die Urheber der Beispiele dies verstehen und tolerieren. Zudem habe ich die Beispiele ziemlich freizügig bearbeitet, um den Punkt hervorzuheben, um den es jeweils geht. Die Literatur, aus der Beispiele entnommen sind, ist im Literaturverzeichnis angeführt. Durch diese allgemeine Fassung der Ankerbeispiele können wir einen guten Persönlichkeitsschutz der vorkommenden Patienten und Analytiker nach den Maßstäben von Gabbard und Williams (2001) gewährleisten.

3 Zehn psychoanalytische Kompetenzen

Der teilnehmend-beobachtende Rahmen

Der *teilnehmend-beobachtende Bezugsrahmen* umgrenzt die Art und Weise, wie der Analytiker mit seinem Patienten zusammen ist und was er dabei erspüren kann. Psychoanalytiker zu sein bedeutet, eine besondere Qualität von innerer Anteilnahme einerseits und Beobachtung andererseits zu erreichen und zwischen beiden Haltungen hin- und herwechseln zu können – deshalb die Formulierung vom teilnehmenden *und* beobachtenden Rahmen.

Die ersten drei Kompetenzen betreffen die drei grundlegenden Methoden, Unbewusstes zu konstellieren und wahrzunehmen, die die Psychoanalyse im Verlauf der letzten hundert Jahre entwickelt hat (Will 2006). Sie beziehen sich auf das analytische Zuhören, auf das Erspüren von Emotionen und auf das gemeinsame Handeln und werden in Kapitel 5 noch weiter erläutert.

1. Die Fähigkeit zur gleichschwebenden Aufmerksamkeit und Zurückhaltung

In ihr geht es um das analytische Zuhören. Die gleichschwebende Aufmerksamkeit ermöglicht die freie Assoziation der Patienten und nimmt diese auf; beide sind aufeinander bezogen. Sie öffnet die Wahrnehmung für sprachlich und symbolisch kodiertes Material und für unbewusste Phantasien und Bedeutungen. Damit konstituiert sie den Raum des Unbewussten in der Stunde als einen *Sprach-, Hör- und Phantasieraum*. Die dazu gehörende Zurückhaltung soll dem Unbewussten des Patienten und des Analytikers die Möglichkeit geben, sich zu entfalten.[5]

Charakteristika: Der bewussten Rede der Patienten zuhören, dabei für »dahinter« aufscheinende, verborgene Botschaften offen sein und sie wahrnehmen können. Unbewusstes empfangen und wirken lassen. Zunächst einmal nichts erreichen wollen, sich zurückhalten können. Zeit lassen. Abwarten, bis ein Muster deutlich wird. Geduld haben. Nicht-Wissen bemerken und aushalten, eventuell für Interventionen nutzen. Toleranz gegenüber eigenen Phantasien; Unbekanntes zulassen. Träumen können. Selbst im inneren Gleichgewicht sein bzw. dahin zurückkehren können. • Durch die eigene Haltung das Assoziieren der Patienten erleichtern. Wenn nötig, Angedeutetes ausphantasieren lassen und die berühmte Frage aktivieren: »Was fällt Ihnen dazu ein?« Nachfragen, klären oder auf das Fehlen von Assoziationen aufmerksam machen und es analysieren. • Die Patienten nicht beeinflussen oder zur Ähnlichkeit mit uns bringen wollen. Der Patient zeigt den Weg, nicht der Analytiker.

Beispiel kompetenterer Praxis: Eine junge Frau beginnt ihre Analyse mit haarkleinen Erzählungen von den prosaischen Einzelheiten ihres täglichen Lebens: die Liste ihrer gemachten oder noch zu machenden Einkäufe für das Abendessen, die Widrigkeiten im Straßenverkehr, der Anstrich, der neu gemacht werden muss, die Impfung ihres jüngsten Sohnes, die Reservierung der Ferientickets usw. Nach einigen Wochen hält sie plötzlich mitten im Satz inne und fragt den Analytiker: »Die Menge an infantilen Banalitäten, die ich erzählen kann, ist unglaublich, aber Sie da, hinter mir, was machen Sie eigentlich in dieser ganzen Zeit? Langweilen Sie sich nicht?« Er antwortet: »Oh, ich, ich stricke!«

Kommentar: Hier haben wir es zweifellos mit einem sehr erfahrenen Analytiker zu tun. Er selbst meint dazu, dass er erst später die Tragweite seiner Deutung erkannt hat. Hätte er sie erläutert, dann hätte er etwa sagen können: »Nein, ich langweile mich nicht. Denn ich höre Ihnen zu, wie eine Mutter für ihr Baby strickt und sich beim Stricken mit ihm beschäftigt.« Er lässt sich

Zeit, die Patientin kennenzulernen, sich unbewusst und bewusst auf sie einzustellen und sie mit seinen Assoziationen zu umhüllen wie mit Strickmaschen. Oder sind es nicht vielmehr beide, die zusammen ein erstes analytisches Gewebe stricken? Wir erfahren, dass die Mutter der Patientin, eine leidenschaftliche Intellektuelle, ihr nie ruhig und aufmerksam zugehört hat. Der Analytiker hält bei dieser Patientin in der Anfangssituation der Analyse ein aufmerksames Zuhören für das angemessene Verhalten; bei einer anderen oder in einer anderen Situation könnte eine solche Zurückhaltung ganz unpassend sein. (Ein Kollege meinte, ich solle anmerken, dass der Analytiker nicht tatsächlich, sondern metaphorisch gestrickt hat, sonst würde sofort eine Kontroverse darüber beginnen, ob der Analytiker in der Stunde stricken dürfe – wie Anna Freud es zu tun pflegte.)

Beispiel weniger kompetenter Praxis: In einem Workshop zitiert eine Analytikerin einen Austausch, der zu Beginn einer Sitzung stattgefunden hat. Ihr Patient sagt: »Ich bin richtig traurig, weiß aber nicht genau, warum.« »Müssen Sie es denn genau wissen?«, fragt die Analytikerin. »Wahrscheinlich nicht«, antwortet der Patient, »aber ... [er hält inne] und gestern habe ich mich ganz allein gefühlt ... ich weiß nicht mehr genau, was ich gesagt habe.« Die Analytikerin fragt: »Haben Sie das Gefühl, es unbedingt wissen zu müssen?« Der Patient schweigt eine Zeit lang.

Kommentar: Dies ist natürlich ein kleines Bruchstück, das aus seinem Kontext gerissen wurde. Es gibt sehr viel mehr Material, das wir nicht kennen, und das die Analytikerin zu ihren Fragen veranlasst haben mag. Wenn wir die Vignette für sich nehmen, entsteht jedoch der Eindruck, dass die Analytikerin versucht, dem Patienten auf subtile Weise ein anderes Gefühl nahezubringen oder zu suggerieren, als das, was er selbst in Worte zu fassen versucht. Ihrem Zuhören wohnt der Versuch inne, den Patienten in sokratischer Manier in eine von ihr bevorzugte Richtung zu lenken oder ihm die Augen für eine psychische Bedeutung zu öffnen, die sie selbst bereits zu erkennen glaubt. Sie hört hier nicht mit dem Ziel zu, etwas zu erfahren, das sie noch nicht weiß.

2. Die Fähigkeit, mit der Gegenübertragung zu arbeiten

Die Gegenübertragung erschließt die Emotionen beider Beteiligten, von Patient und Analytiker, und damit die affektive Dimension von Übertragung und Beziehung. Sie konstituiert den Raum des Unbewussten als einen *Emotionsraum*. Wir fokussieren hier auf die Gegenübertragung als Methode, Emotionales in der Stunde wahrzunehmen und damit zu arbeiten.[6]

Charakteristika: Einen beweglichen emotionalen Spürsinn entwickeln. Kontakt zum Erleben der Patienten finden. Die Fähigkeit zur Empathie und stellvertretenden Introspektion entfalten. Zwischen eigenen Gefühlen und den Gefühlen der Patienten unterscheiden lernen. Identifizierung und Desidentifizierung erleben können. Innere Anteilnahme einerseits und Beobachtungsfähigkeit andererseits und den Wechsel zwischen beiden Haltungen einnehmen können. • Die eigenen Emotionen und Körperreaktionen differenziert wahrnehmen und reflektieren. Ideen über ihre Bedeutung im Zusammenhang der Übertragungsbeziehung entwickeln, bei Bedarf in Deutungen umsetzen. Wenn nötig, etwas von der Gegenübertragung zeigen und den Patienten zur Verfügung stellen im Sinne einer emotionalen Responsivität. • Intensive Gegenübertragungen (z. B. sexuelle und aggressive) aushalten und verstehen können, um sie nicht agieren zu müssen. Unverdautes Erleben der Patienten aufnehmen und verarbeiten können (Fähigkeit zum *containment*). Der Erfahrung der Übertragung standhalten.

Beispiel kompetenter Praxis: In einer Analyse gibt es nach wichtigen Veränderungen eine Phase des Stillstandes. Die Analytikerin entwickelt die Phantasie, ihre Patientin würde ihr eines Tages aus der Analyse weglaufen. Sie ist irritiert durch ein heftiges Gegenübertragungsgefühl, sie halten und sich nicht von ihr trennen zu wollen, bevor sie sich »nicht wirklich begegnet« wären. Sie meint damit die lebendige, triebhaft erlebte Begegnung, die bisher ausgeblieben war. Diese Gegenübertragung leitet sie durch die nächsten Wochen. Die Patientin erzählt von der Unzufriedenheit ihres Mannes mit der langen Dauer der Analyse und seinem Verdacht, die Analytikerin würde sie in einer künstlich erzeugten Abhängigkeit halten. Sie kann der Patientin zeigen, dass dies ihre eigene Angst ist, die sie ausspricht, indem sie ihren Mann zitiert. Hinter dieser Angst taucht nun der viel weiterreichende Wunsch der Patientin auf, eine Mutter zu finden, die sie nie mehr verlieren müsste – der Drang festzuhalten wird nun als einer spürbar, der in der Patientin lokalisiert ist, nicht mehr in der Analytikerin. So können beide schließlich verstehen, dass der Schmerz der Trennung von der Patientin so sehr gefürchtet wird, dass sie es bisher vermieden hat, sich auf eine wirkliche Begegnung mit ihrer Analytikerin einzulassen – gemäß der Vorstellung: Je weniger intensiv die Begegnung, desto weniger schmerzt die Trennung.

Kommentar: Wir erfahren, dass die Patientin tatsächlich ein Trennungstrauma erlebt und viel zu früh ihre Mutter verloren hat. In ihrer Gegenübertragung nimmt die Analytikerin das vitale Interesse der Patientin nach einer wirklichen Begegnung wahr und hält es fest, obwohl es dieser zu jenem Zeitpunkt noch überhaupt nicht zugänglich ist. Die Gegenübertragungs-Wahrnehmung ist für die Analytikerin ein Leitfaden zu ihrem Verständnis der Analysesituation.

Beispiel weniger kompetenter Praxis: Ein Analytiker lässt bei der Behandlung ein Tonband mitlaufen. Nach ca. einem Jahr berichtet die Patientin Träume, in denen sie verfolgt wird, Leute einbrechen oder sie eine Glastüre nicht zukleben und sich vor Blicken schützen kann. Der Analytiker bespricht die Situation in seiner Intervisionsgruppe. Er sagt: »Das Tonband hat für mich keine sichtbaren Auswirkungen. Die Patientin hat auch nie wieder darüber gesprochen. Sie hat sich daran gewöhnt, genauso wie ich. Wir haben das mit dem Tonband ja anfangs besprochen und sie hat ihr Einverständnis gegeben.« Seine Kollegen versuchen ihm nahezubringen, dass die Träume vielleicht eine Verfolgungsangst ausdrücken, dass diese durch das Tonband verursacht sein könnte und die Patientin Ängste entwickelt, obwohl sie anfangs ihr Einverständnis erklärt hat. Er hält diese Interpretation für spekulativ und an den Haaren herbeigezogen und kann sie nicht innerlich nachvollziehen.

Kommentar: Der Analytiker nimmt anscheinend keine Angst der Patientin wahr. Er zeigt nicht, wie er erspürt, welche Emotionen sie in der aktuellen Übertragungssituation erlebt und in ihren Träumen ausdrückt. Er scheint auch nicht wahrzunehmen, welche Emotionen in ihm selbst entstehen. Er zeigt in dieser Situation keinen beweglichen emotionalen Spürsinn. Im Gegenteil, er gibt eine konventionelle Erklärung (»Sie hat sich daran gewöhnt, genauso wie ich«), die den Verdacht nährt, dass er seine emotionale Wahrnehmung sowohl bezüglich der Patientin als auch bezüglich seiner selbst nicht zum Verständnis der Situation verwendet.

3. Die Fähigkeit zur psychoanalytischen Interaktion und Intersubjektivität

Sie bezieht sich auf das gemeinsame Handeln von Patient und Analytiker und auf die darin verborgenen Erlebensweisen und Bedeutungen. Mit dem Begriff Interaktion fasse ich Konzepte wie Rollenübernahme, Inszenierung, Handlungsdialog, Enactment und projektive Identifizierung (in ihrem Handlungsaspekt) zusammen. Sie konstituiert den Raum des Unbewussten als einen *Handlungs- und Erlebensraum.* Es ist ein Raum der wechselseitigen Bezogenheit. In ihm vollziehen sich auch alle Feinheiten der intersubjektiven Austauschprozesse, die in der Literatur der letzten Jahrzehnte zunehmend diskutiert werden und deren Bedeutung für unsere Praxis heute von kaum jemand mehr infrage gestellt wird.

Charakteristika: Unbewusste Rollenangebote der Patienten übernehmen, bei Inszenierungen mitspielen, projektive Identifizierungen geschehen und sich davon anstecken lassen.[7] D. h. gemeinsames Handeln von Patient und Analytiker im Dienste einer unbewussten Kommunikation zulassen. Die Möglichkeit, im zweiten Schritt wahrzunehmen, was da geschieht, es analytisch einzuholen und mit den Patienten zu bearbeiten. • Die Involviertheit der eigenen Person in die Übertragungsbeziehung wahrnehmen, den eigenen Beitrag

> zur gemeinsamen Szene registrieren, den möglichen Einfluss auf die Patienten untersuchen, das bipersonale Feld der Beziehung berücksichtigen. Herausarbeiten, wie die Patienten sich selbst und den Analytiker erleben.

Beispiel kompetenterer Praxis: Eine Jugendliche hat sich auf eine strenge vegetarische Ernährung verlegt und sich zu einer kämpferischen und kompromisslosen Tierschützerin entwickelt. In den Analysestunden nimmt ihr Engagement für die Rechte der Tiere großen Raum ein, und der Analytiker hat den Eindruck, dass sie annimmt, er teile ihre Einstellungen vollständig, so wie sie auch sonst unbedingt überzeugt ist, er denke so wie sie. Nach etwa zwei Jahren fragt sie ihn, oder besser gesagt, sie stellt fest, dass er selbstverständlich – ebenso wie sie – Vegetarier sei. Das könne ja gar nicht anders sein. Die Inbesitznahme durch sie wird ihm in diesem Moment unerträglich, und er sagt ihr, das stimme nicht, er esse Fleisch. Zunächst ist sie still, dann fragt sie ihn ungläubig, ob das wirklich wahr sei. Als er nochmals bejaht, meint sie, er sei doch sicher nicht in der Lage, ein Tier zu schlachten. Er antwortet ihr, das könne er vermutlich tatsächlich nicht. Aber wie er dann ein Tier essen könne? »Ich glaube«, sagt er, »dass ich, wenn ich Fleisch esse, nicht an das Schlachten und das Tier denke ... aber das ist tatsächlich eine interessante Frage.« Sie hält inne. Leise erwidert sie, dass sie eben immer an das getötete Tier denken muss, wenn ein Stück Fleisch auf dem Teller liegt und das sei ganz schrecklich. Aber dann bleibt sie interessiert daran, warum das für ihn anders sei und sie können feststellen, dass sie diesen Punkt offenbar ganz unterschiedlich erleben, es aber auch spannend sein könnte, die Hintergründe hierfür zu untersuchen.

Kommentar: Indem der Analytiker seiner Inbesitznahme durch die Patientin nicht mit einer Konfrontation oder Deutung begegnet, sondern mit der Aufklärung, dass ihre Annahme nicht stimmt, setzt er eine Interaktion. Er erläutert uns, dass sie ihm in der bisherigen Übertragungsbeziehung ihre Gefühle der Nicht-Anerkennung überantwortet habe. In der beschriebenen Szene habe er spontan an ihrer statt versucht, sich Anerkennung zu verschaffen. Damit zeigt er uns etwas von seinem theoretischen Verständnis der Situation, das in Richtung einer projektiven Identifizierung geht. In diesem Moment habe er gespürt, dass es an der Zeit sei, sich ihr als ein Anderer zu zeigen, der sich ihrer omnipotenten Kontrolle entzieht. Durch die Interaktion wird das emotionale Erleben der Patientin intensiviert. Ich nehme an, dass die meisten von uns solche Situationen kennen, in denen eine Intervention gleichsam einen Befreiungsschlag darstellt. Hinterher stellt sich immer die Frage, was wir da eigentlich getan haben. Ich habe dieses Beispiel deshalb als kompetentere Praxis angeführt, weil der Analytiker ein plausibles Verständnis der gesamten Situation vorstellt und es ihm gelingt, die Unterscheidung des Anderen vom eigenen Selbst, die er durch seine Intervention setzt, im Erleben der Patientin durch den weiteren Dialog zu vertiefen. Zu einem späteren Zeitpunkt kann das Geschehen mit der Übertragung zum Analytiker verbunden werden und schließlich mit der Vaterbeziehung der Patientin.

Beispiel weniger kompetenter Praxis: Eine Patientin läutet zu Beginn einer Stunde mehrmals und zunehmend lautstark an der Tür, bis ihre Analytikerin sie hineinlässt. Diese denkt sich nichts weiter und sagt zu der Patientin bei der Begrüßung mit leichtem Ärger in der Stimme: »Sie wissen doch, Sie brauchen nicht mehrmals zu läuten. Einmal reicht, ich lasse Sie dann schon herein.« Daraufhin legt sich die Patientin auf die Couch und beginnt zu erzählen, was sie gestern beschäftigt hat. Dann berichtet sie einen Traum der vergangenen Nacht und beide, Patientin und Analytikerin, arbeiten damit, als sei nichts zwischen ihnen geschehen, bis die Stunde zu Ende ist.

Kommentar: Die Eingangsszene umfasst zum einen das Handeln der Patientin (das drängende Läuten) und das der Analytikerin (sie öffnet nicht sofort und gibt ihren Kommentar zu dem Läuten). Zum anderen sind Affekte im Spiel: Vom Ärger der Analytikerin erfahren wir, und bei der Patientin scheint das Crescendo des Läutens ebenfalls affektive Gründe zu haben. Dennoch bleibt die Eingangsszene stumm. Beide Beteiligten versäumen es zu untersuchen, was die Patientin beim Läuten erlebt hat, welche Phantasien sie beschäftigt haben, was das Verhalten ihrer

Analytikerin in ihr ausgelöst hat, wie sie innerlich auf deren Ärger reagiert hat, ob sie deren Sätze als Zurechtweisung empfunden hat, welche Auswirkungen die Szene auf den unbewussten Verlauf der Stunde hatte usw. Die Patientin verleugnet die Bedeutung der Eingangsszene und die Analytikerin hilft ihr nicht, zu einem Verständnis zu kommen. Weder die Interaktion zwischen beiden noch die feineren intersubjektiven Schwingungen werden untersucht. Im Gegensatz zu dem zuvor angeführten kompetenteren Beispiel kann die Interaktion hier nicht fruchtbar gemacht werden.

4. Die Fähigkeit, eine als hilfreich erlebte Beziehung entstehen zu lassen

Diese Fähigkeit begleitet die Psychoanalyse von Anfang an mit Konzepten wie: mild-positive Übertragung, Arbeitsbündnis, primäre Beziehung, neue Objektbeziehung, Selbstobjekt-Übertragung, hilfreiche Beziehung. Sie ist immer umstritten gewesen in ihrem genuin psychoanalytischen Wert. Gleichwohl ist ihre Bedeutung für einen produktiven Behandlungsverlauf zentral. Die Faktoren *kindness* (Freundlichkeit) und *supportiveness* (Unterstützung) korrelieren am höchsten mit guten Ergebnissen (gemeinsam mit dem Faktor *artistry*, der besagt, dass die Analytiker ihre Praxis als Kunst einschätzen und nicht als *scientific work* – Sandell et al. 2001). Die mit ihr verbundene Beziehungsqualität bekommt dann eine psychoanalytische Dimension, wenn sie eingebettet ist in den Prozess der unbewussten Kommunikation. Wir achten dann darauf, als was die Patienten uns brauchen und wofür sie uns gebrauchen, wie wir darauf eingehen, was das bedeuten mag, was die unbewussten Kontexte sind, und wie wir dies früher oder später deutend bearbeiten können.

Dabei geht es nicht darum, einfach hilfreich zu sein, sondern den Patienten die Möglichkeit zu eröffnen, ihren Analytiker als hilfreich zu erleben. Nicht selten wird dies dadurch kompliziert, dass die Patienten die manifeste Beziehung keineswegs als hilfreich erleben können oder sie geradezu bekämpfen. Dann wird es zur Aufgabe des Analytikers, die unbewusste Wirkung der hilfreichen Beziehung zu repräsentieren, deren Boykott auszuhalten und analytisch damit umzugehen. Diese Art der »Übertragung« trägt den ganzen Prozess der Analyse (Loewald 1960).

Charakteristika: Die Fähigkeit, zurückhaltend und dennoch mit den Patienten natürlich zu sein. Eine warmherzige, offene und entwicklungsfördernde Atmosphäre herstellen, spontan und emotional sein können. Die ubiquitäre Selbstverurteilung der Patienten vermindern. Eigene mögliche Selbstverurteilung hinterfragen. • Basale Bedürfnisse der Patienten wahrnehmen und beantworten, wie jene nach Anerkennung, narzisstischer Spiegelung, Sicherheit, Geborgenheit, Kommunikation. Zum angemessenen Zeitpunkt dieses basale Beziehungsgeschehen analysieren. • Der Wunsch, den Patienten emotional zu begegnen. • Spaß an der Arbeit als Analytiker haben. Den Patienten Neugier und Freude für das eigene Gefühlsleben vermitteln, sie unterstützen, Gefühlstöne und Erlebensqualitäten herauszuarbeiten.

Beispiel kompetenterer Praxis: In einer Stunde sprechen Patientin und Analytikerin ausführlich darüber, dass die Patientin von kleiner Statur ist und dass sie sich früher oft dafür geschämt hat. Die Analytikerin hat in einer Ecke ihres Behandlungszimmers einen blau bemalten alten Bauernschrank stehen. Zu Beginn der nächsten Stunde bemerkt die Patientin: »Sie haben so einen wunderschönen kleinen Bauernschrank«. Die Analytikerin nimmt das Wort klein wahr, sie schmunzelt und sagt: »Der ist genau richtig.«

Kommentar: erübrigt sich. Ich glaube, jeder spürt, wie die Analytikerin ihre Patientin mit Feinfühligkeit und Humor in ihrer Eigenart anerkennen kann. Glücklicherweise beginnt sie in diesem Moment nicht, die Bemerkung der Patientin zu analysieren.

Beispiel kompetenterer Praxis: Eine Patientin nimmt immer sehr sorgfältig ihre Stunden wahr und kommt ausgesprochen pünktlich. Eines Tages jedoch versäumt sie die Sitzung, ohne sich abzumelden. In der nächsten Stunde sagt sie, es sei ihr schrecklich peinlich, sie habe den Termin völlig vergessen. Während des weiteren Stundenverlaufs überlegt die Analytikerin, wie sie das mit dem Ausfallhonorar handhaben soll. Zu Beginn hatten sie eine 24-Stunden-Regelung vereinbart. Schließlich spricht sie es an, dass sie der Patientin das Ausfallhonorar in Rechnung stellen müsse. Diese regt sich mehr und mehr darüber auf. Ihre wütende Erregung ist im Rahmen der Analyse eine neuartige Situation. Sechs Stunden lang ergeht sie sich in heftigsten Vorwürfen, nennt die Analytikerin eine Korinthenkackerin und wirft ihr vor: »Ich komme immer pünktlich, ein einziges Mal komme ich nicht und dann reiten Sie so darauf herum!« Noch am Schluss der Analyse sagt sie im Rückblick: »Das damals fand ich nicht richtig von Ihnen.«

Kommentar: Die Analytikerin sieht dies anders, sie kann das Erleben der Patientin nachfühlen. Im weiteren Analysenverlauf zeigt sich jedoch, dass der Streit über das Ausfallhonorar einen wesentlichen Wendepunkt bedeutet hat. Von diesem Zeitpunkt an beginnt die Patientin nämlich, Differenzen zwischen sich und der Analytikerin zuzulassen, sich damit auseinanderzusetzen und auch in ihrem äußeren Leben zunehmend eine eigene Position zu entwickeln. Die Analytikerin sagt ihr, dass es vielleicht eine ganz neue Erfahrung für sie gewesen sei, dass man in Beziehung miteinander sein könne und trotzdem Uneinigkeit und Konflikt sein dürfen. Die Patientin hat in der Konfliktsituation ihre Analytikerin nicht als hilfreich empfunden. Diese spürte jedoch, dass sie in dieser Situation gerade dadurch hilfreich sein kann, dass sie den Konflikt konstelliert, ihn aushält und dadurch die Auseinandersetzung ermöglicht. Dieses Beispiel zeigt, dass das Hilfreiche in der analytischen Beziehung oft komplex und tiefgründig ist. Gerade in schwierigen Übertragungssituationen kann es von den Patienten nicht bewusst erlebt werden. Dennoch trägt es die gemeinsame Arbeit, wenn die Analytiker im Großen und Ganzen daran festhalten können.

Beispiel weniger kompetenter Praxis: Eine Patientin möchte aufgrund von Empfehlungen eine Analyse beginnen und kommt zum Erstinterview. Sie ist übergewichtig und beklagt sich darüber. Ihr Analytiker bestätigt sie darin, dass es ihr gut täte, abzunehmen. Er spricht mit ihr über Diätmaßnahmen und empfiehlt ihr ein Buch dazu. Dadurch versucht er, sie beim Abnehmen zu unterstützen. Er fragt sie nicht, ob ihr das eigentlich recht ist oder wie sie das erlebt. Die Patientin ist befremdet darüber. Sie hat sich die Analyse anders vorgestellt, aber sie traut sich nicht, das anzusprechen, weil sie denkt, es ist vom Analytiker doch gut gemeint.

Kommentar: Der Analytiker sagt dazu, er halte dieses Vorgehen für nötig, um die Patientin erst einmal zu erreichen und ihr Selbstwertgefühl zu stärken. Später könne er dann analytisch damit umgehen. Die Kollegen, die dieses Beispiel diskutieren, sind jedoch der Ansicht, dass er die »hilfreiche« Beziehung zu wörtlich nimmt. Er überspringt damit die gesamte unbewusste Dimension dieser Szenerie der Vorgespräche. Er scheint weder zu berücksichtigen, was sein eigener Beitrag zu der Szene ist (Füttert er die Patientin nun seinerseits? Weicht er dem Beschämungsgefühl aus, das sie ihm gegenüber als Mann möglicherweise erlebt? usw.), noch lässt er ihre Klage sich entfalten, um ihr ganzes Unglück zu spüren und die Bedeutung ihres Klagens zu ermessen, noch geht er darauf ein, wie sie sein Verhalten erlebt. Er untersucht auch nicht die vielfältigen Hintergründe des Symptoms und dessen intersubjektive Bedeutung. Er scheint der Meinung zu sein, dass man zunächst einmal das analytische Arbeiten suspendieren und es zu einem späteren Zeitpunkt nachholen oder einführen könne. Damit trennt er hilfreiche Beziehung und unbewusstes Geschehen in einem Ausmaß voneinander, wie es heute von einer großen Mehrzahl der Analytiker nicht befürwortet wird.

5. Die Fähigkeit, mit Angst, Spannungen und Konflikten umzugehen

Wir fokussieren bei diesem Punkt auf die Kapazität, Ungeklärtes, Anspannung, Konflikthaftes oder Beschämendes auszuhalten, es wahrzunehmen und produktiv damit zu arbeiten. Spannung kann im Analytiker selbst, im Patienten oder zwischen beiden auftreten und erlebt werden. Oft ist es ausgesprochen wichtig, sie zunächst zu ertragen und ansteigen zu lassen, weil aus dem daraus entstehenden affektiven Zustand neues Verstehen entspringt.[8] Oft genug werden jedoch auch Spannungszustände vom Analytiker »ausagiert« – unabsichtlich oder absichtlich (»emotionale Responsivität«). Dadurch entstehen Interaktionen, die analytisch wiederum interessant sind (vgl. Kompetenz 3). Die Formulierung »Analytiker geht mit der Abwehr mit« ist ein häufig auftauchender Kritikpunkt. Er wird jedoch zunehmend in seiner intersubjektiven Dimension gesehen. Eine gemeinsame Abwehr kann als Szene aufgefasst werden, die in einem zweiten Schritt analysiert und verstanden werden kann.

Charakteristika: Widersprüche im Patienten oder in der Selbstwahrnehmung festhalten können. Widerstände wahrnehmen und damit arbeiten. Fähigkeit zu konfrontativen und klärenden Interventionen. • Mut, nachzufragen. Fragen der Sexualität und Geschlechtsidentität ausloten. Lustvollem und beschämendem Erleben Raum geben können. • Verleugnung von Angst, Verlassenheitsgefühlen, Aggression oder Suchtverhalten ansprechen. Schmerzlichem und destruktivem Erleben nicht ausweichen. Verwirrung, Unklarheit, Verfolgung ertragen können, ohne zu beschwichtigen, bis sich Verstehen einstellt. • Negative Übertragungen aushalten, aufgreifen und analysieren. Gegenübertragungsaggression und andere negative Affekte erleben können, ohne sie zu agieren. In Situationen hoher Destruktivität (z. B. akute Selbstgefährdung, dekompensierte Essstörung, massive Entwertungen) aktiv eingreifen können.

Beispiel kompetenterer Praxis: Ein männlicher Analytiker nimmt einen ziemlich erfolgreichen und kompetitiven jungen Geschäftsmann in Analyse. Während der ersten Woche stellt er fest, dass er sehr viel mehr spricht als gewöhnlich. Er spürt, dass ihm irgendetwas in Bezug auf diesen Patienten Angst bereitet und erkennt, dass es die Angst ist, er könne die Analyse abbrechen. Durch das viele Sprechen versucht er spontan, seine Angst und die Angst des Patienten zu verringern, die, so beginnt er zu merken, aus latenten aggressiven Spannungen entspringt. Dies wahrzunehmen, darüber nachzudenken und es selbstanalytisch zu verarbeiten, erleichtert ihn; er kann zu seinem üblichen analytischen Verhalten zurückkehren. Nun merkt er, dass es dem Patienten mittels einer geringfügigen Veränderung seiner Stimme gelingt, jeden Satz in einer Frage ausklingen zu lassen, obwohl er im Allgemeinen keine direkten Fragen stellt. Dadurch verführt er den Analytiker dazu, seinerseits viel zu sprechen und ihm gleichsam zu antworten. Er kann dem Patienten nun zeigen, wie sehr er die Beruhigung durch sein Sprechen braucht und auf welche Weise er ihn dazu bringt. Daraufhin erinnert dieser sich daran, welche Angst er als Kind empfunden hatte, wenn sein Vater nach Hause kam; wie er seinen Vater zwanghaft in ein Gespräch verwickelte und ihm viele Fragen stellte, um sich zu vergewissern, dass er ihm nicht böse sei. Sein Vater war Berufsboxer gewesen, äußerst gewalttätig, und der Patient hatte große Angst vor ihm.

Kommentar: Der Analytiker nimmt feine Wechselbeziehungen zwischen seinem Verhalten und dem des Patienten wahr, spürt die Affekte auf, die sich darin verbergen, kann die damit verbundenen ausgeprägten Spannungen in seinem Inneren bewahren und selbstanalytisch verarbeiten und zeigt uns, wie daraus für ihn Deutungsoptionen entstehen und wie er diese dem Patienten vermittelt.

Beispiel weniger kompetenter Praxis: Während eines Workshops berichtet eine Analytikerin einen kurzen Ausschnitt aus einer Sitzung. Ihr Patient hatte etliche Monate zuvor geplant, die Behandlung wegen eines beruflich bedingten Ortswechsels zu beenden. In der letzten Woche hatte er zwei Stunden ausfallen lassen. In der Sitzung sagt er: »Ich habe darüber nachgedacht, weshalb ich in der letzten Woche die Stunden habe ausfallen lassen. Ich war wahnsinnig wütend auf Sie. Ich musste überlegen, das hier zu beenden, und Sie haben mich überhaupt nicht dabei unterstützt. Ich bin wirklich wütend. Ich wollte aufhören. Dann war es so weit. Ich habe ihnen gesagt, dass ich aufhören würde. Ich hatte einen guten Grund. Jedenfalls habe ich es Ihnen so erklärt. Jetzt ist es bald so weit, und ich fühle mich keinen Deut besser. Ich habe Ihnen gesagt, was ich wollte, und von Ihnen keine Unterstützung bekommen. Ich habe es Ihnen gesagt, und

Sie waren mit der Entscheidung nicht einverstanden. Verdammt! Ich habe es Ihnen gesagt, und sie haben mich nicht ernst genommen. Ich habe Sie um Hilfe gebeten, und Sie haben sie mir verweigert!« Die Analytikerin antwortet: »Sie sind offenbar wirklich wütend auf mich. Ich habe Sie hängen lassen, fast als hätte ich Sie ausgetrickst. Ich habe Sie nicht ernst genommen, Ihnen nicht geholfen, und Sie haben keine Hoffnung, dass Ihnen noch irgendetwas weiterhelfen könnte.« Der Patient stimmt zu. Irgendwie wirkt er aber etwas hilflos und weiß nicht, wie er weiter sprechen soll. Der Analytikerin geht es ähnlich.

Kommentar: Die Teilnehmer des Workshops haben den Eindruck, dass durch die Intervention der Analytikerin »der Dampf draußen ist«. Indem sie dem Patienten die Worte widerspiegelt und wiederholt, die sie gehört hat, entschärft sie die Wucht seiner Anklage. Sie hat scheinbar aufmerksam und empathisch auf ihn reagiert, jedoch den wichtigsten Punkt, wie er ihn wahrnahm, nicht affektiv erkannt: das Gefühl, von der Analytikerin in dieser entscheidenden Frage nicht ernst genommen zu werden. Anstatt ihm seine Worte zu spiegeln, wäre es wahrscheinlich günstiger gewesen, den Affekt zunächst stehen zu lassen, zu spüren, dass sie noch nicht ganz nachempfunden hat, was ihm der wichtigste Punkt ist, und noch gründlicher nachzuforschen, inwiefern sie ihn seinem Erleben nach nicht ernst genommen und ihm nicht geholfen hat. Dies würde jedoch bedeuten, dass sie die Spannung seines Vorwurfs zunächst in ihrem Inneren aushält.

6. Die Fähigkeit, den Patienten psychischen Raum und Entwicklungsfreiheit zu geben und sie nicht durch eigene Bedürfnisse oder Unzulänglichkeiten einzuschränken

Diese Fähigkeit betrifft persönliche Eigenschaften der Analytiker und hängt eng mit ihrem Charakter, ihrer Persönlichkeit zusammen. Man kann darüber streiten, ob es passend ist, sie in einen Katalog fachlicher Kompetenzen aufzunehmen. Unsere Erfahrung im Umgang mit Kandidaten zeigt gleichwohl, dass sie einen erheblichen Einfluss auf kompetentes analytisches Arbeiten hat.

Es geht dabei darum, den Patienten ein Gegenüber zu sein und durch einen Zustand der »psychischen Trennung« Klarheit in der Beziehung erleben zu können. Dies ist verbunden mit einer offenen, fragenden und zunächst einmal nicht-wissenden Haltung. Sie ermöglicht es, einen psychischen Raum zu öffnen, in dem Unbewusstes sich entfalten kann und in dem die Patienten sich so entwickeln können, wie es ihnen gemäß ist.

Charakteristika: Erfahrungsgemäß sind Analytiker, die anfangen analytisch zu arbeiten, oft in hohem Maß mit ihren Patienten identifiziert und ihnen dadurch relativ wenig ein Gegenüber. Dies ist normal und ändert sich mit zunehmender Erfahrung. Gewisse persönliche Eigenarten und technische Starrheiten können jedoch die Entwicklungsfreiheit der Patienten behindern. *Meist sind sie ichsynton,* d. h. die betroffenen Analytiker weisen es weit von sich, so zu sein. Das macht es gelegentlich schwer, sich mit ihnen darüber zu verständigen.

- *Liebevolle Umarmung:* Der Analytiker hat den Drang, ein guter Mensch zu sein (eine bessere Mutter oder Partner für den Patienten werden zu wollen, sich mit ihm zu verbünden gegen böse Andere oder die analytische Beziehung und Entwicklung des Patienten schönzufärben).
- *Suche nach Nähe:* Der Analytiker hat den Drang, seine Patienten in übermäßige Beziehungsdialoge zu verwickeln zur Befriedigung eigener Nähewünsche (dies scheint eine neuere Form der Verwendung der Analyse zur Befriedigung eigener Wünsche zu sein).
- *Narzisstische Vereinnahmung:* Der Analytiker hat den Drang, ein besonders guter Analytiker zu sein (um die Bewunderung von Patienten, Kollegen oder die des eigenen analytischen Ideals zu bekommen oder um eine besonders richtige analytische Technik zu praktizieren[9]).
- *Aggressive Beherrschung:* Der Analytiker hat den Drang, den Patienten, oft versteckt, zu dominieren (durch hohe Strukturierung des Dialogs, konsequentes Nachfragen,

scharfes Konfrontieren, übermäßige und einengende Übertragungsdeutungen, Besserwissen).
- *Selbstunsicherheit:* Der Analytiker ist unsicher oder unzuverlässig (übermäßige Selbstzweifel, keine ausreichende Abgrenzung, Entscheidungsschwäche, zu geringe Kompetenz in Selbstanalyse, Theorie und Technik, Unzuverlässigkeit im Verhalten, Planungsmängel wie Verzögerung von Anträgen oder mangelnde Ferienplanung).

Beispiel kompetenterer Praxis: Zufällig begegnet eine Analytikerin ihrem Patienten auf der Straße. Sie setzt an, ihn zu begrüßen, wird jedoch unsicher, weil sie merkt, dass er sie gar nicht wahrnimmt, fühlt sich befremdet, gekränkt und zurückgewiesen, ärgert sich und geht weiter. In der nächsten Sitzung wartet sie, ob er in irgendeiner Weise auf die Begegnung eingeht. Nichts. Dies löst die unterschiedlichsten Gefühle in ihr aus. Erst als sie ihr inneres Gleichgewicht wieder gefunden hat und das Gefühl hat, sie ist wieder »bei sich«, spricht sie ihn auf die Begegnung an. Es stellt sich heraus, dass er sich überhaupt nicht daran erinnern kann. Er hat sie tatsächlich nicht wahrgenommen und wirkt in diesem Moment sehr fremd, ohne Verbindung zu ihr. Er empfindet auch kein schlechtes Gewissen, sie »übersehen« zu haben. Sie beginnt, dem nachzuspüren und darüber nachzudenken, was dies über seine innere Welt aussagen mag und ob es einen Zusammenhang zu den Stunden zuvor geben könnte.

Kommentar: Die Analytikerin nimmt wahr, wie viele unterschiedliche Gefühle der Patient in ihr wachruft. Sie fühlt sich dadurch zunächst mit ihm verstrickt. Sie nimmt jedoch weder die Situation selbst in die Hand, indem sie ihn grüßt, um freundlich zu ihm zu sein (liebevolle Umarmung), noch ist sie dauerhaft gekränkt und versucht, dies durch eine besonders gelungene Deutung wettzumachen (narzisstische Vereinnahmung). Sie nimmt ihn auch nicht zu Beginn der nächsten Stunde mit einer Übertragungsdeutung in die Mangel (aggressive Beherrschung) oder zweifelt hin und her, ob es nun besser gewesen wäre, ihn zu grüßen oder nicht. Vielmehr wartet sie, bis ihr ihre eigenen Gefühlswahrnehmungen klarer werden und sie aufgrund der wieder gewonnenen psychischen Trennung dem Erlebten weiter nachgehen kann.

Beispiel weniger kompetenter Praxis: Eine Patientin beginnt ihre Analyse mit großer Unsicherheit, Ängsten, Scham und Selbstzweifeln. Dies wirkt sich auf die Atmosphäre der Stunden aus und teilt sich auch der Analytikerin stark mit. Die Analytikerin empfindet selbst einen großen Druck, dem sie sich nicht entziehen kann. Sie versucht unwillkürlich, »ganz nah« bei der Patientin zu sein, ihr durch Fragen, Verständnis und thematische Lenkung viel zu geben und dadurch beide, Patientin und Analytikerin, zu beruhigen. Ihre Interventionen haben die Tendenz, zu schnell, zu früh, zu stark nachsetzend zu sein und der Patientin wenig Eigenraum zu lassen. Sie versucht, alles Schwierige durch ganz viel analytische Arbeit ganz schnell aus der Welt zu schaffen.

Kommentar: Die Analytikerin bespricht diese Situation in einer Arbeitsgruppe. Dabei wird deutlich, dass ihr Verhalten zum Teil durch die Unsicherheit und Angst der Patientin hervorgerufen wird, dass sie aber auch einen eigenen Anteil daran hat. Sie merkt nun, dass sie doch gerne eine gute Mutter wäre, die der Patientin Angst und Unangenehmes ersparen möchte, dass sie eine hohe Erwartung an sich selbst hat, alles ganz richtig machen zu wollen, und dass sie dazu neigt zu versuchen, angstvolle Situationen durch aktives Eingreifen und Kontrolle zu bewältigen. Sie würde sich schämen, wenn sie bemerken würde, eine Situation nicht »im Griff« zu haben. Die psychische Trennung zwischen beiden ist in dieser Eingangsphase der Analyse teilweise verloren gegangen. Es gelingt der Analytikerin jedoch, im Gespräch mit den Kollegen einen Zugang zu dieser Situation zu finden. Insofern kann sie für ihre zunächst nicht so kompetente Handhabung der Analysensituation einen kompetenten Ausweg finden, indem sie die Möglichkeit der Selbstreflexion eröffnet (vgl. Kompetenz 9).

Der konzeptuelle Rahmen

Im konzeptuellen Bezugsrahmen geht es darum, wie Analytiker das Unbewusste konzeptualisieren, das sie wahrnehmen. Dies geschieht in aller Regel zunächst implizit und unausdrücklich. Spätestens dann, wenn sie sich mithilfe von Theorien orientieren, wenn sie Deutungen formulieren, ihre Arbeit darstellen (z. B. in kasuistischen Seminaren oder Kassenanträgen) oder mit anderen diskutieren, muss das Implizite jedoch explizit gemacht werden. Der konzeptuelle Bezugsrahmen verbindet die Wahrnehmung von Unbewusstem mit dem eigenen Nachdenken und mit der psychoanalytischen Theorie.

7. Die Fähigkeit, einen analytischen Prozess einzuleiten, zu gestalten und zu beenden

Hierher gehören die Diagnostik, Indikationsstellung und Behandlungsplanung, der Umgang mit Setting und Behandlungstechnik, die Förderung des analytischen Prozesses und die Wahrnehmung der damit zusammenhängenden unbewussten Implikationen. Dies alles betrifft Konzeptualisierungen der großen Linien, die der Analytiker implizit oder explizit vornimmt. Der Terminus *psychoanalytischer Prozess* ist mehrdeutig. Wir beziehen uns hier auf die Wortbedeutung von *procedere* = vorwärts schreiten, vorrücken, Erfolg haben, glücken. Es geht um die Betrachtung der analytischen Arbeit unter ihrem *Verlaufs*aspekt und ihre Konzeptualisierung für diesen Patienten in Form eines individuellen Verlaufsmodells. Sie sollte die Gestaltung der Rahmenbedingungen für diesen Fall und den Umgang mit dem unbewussten Material und der Übertragungsbeziehung erläutern und den Entwurf eines Gelingens beinhalten (vgl. Thomä & Kächele 1985, S. 342–364; Mertens 2004). Das Verlaufsmodell muss natürlich während der Behandlung immer neu evaluiert, aktualisiert und dem tatsächlichen Geschehen angepasst werden.

Charakteristika: Einen einleuchtenden Zusammenhang zwischen Indikationsstellung, Setting und Behandlungstechnik herstellen und, wenn nötig, verändern können. Die Psychogenese und -dynamik des Falles konzeptualisieren. • Die analytische Situation strukturieren können, genügend Sicherheit ausstrahlen, ein Konzept von der Behandlung entwickeln und in der konkreten Arbeit umsetzen, theoretische Einsichten praktisch realisieren können. • Den Auftrieb des Unbewussten fördern. Eine lebendige Übertragungsbeziehung entstehen lassen. Hindernisse bemerken, ihnen nicht ausweichen, sondern Kapazitäten entwickeln, um sie gemeinsam zu erleben, zu analysieren und, wo es geht, produktiv zu überwinden. • Die Abschlussphase der Behandlung frühzeitig wahrnehmen, Trauer erleben und Trennung bearbeiten können.

Beispiel kompetenterer Praxis: Eine Patientin hat einen unerfüllten Kinderwunsch und unternimmt während der Analyse eine In-vitro-Fertilisation. Vor der Follikelentnahme hat sie einen Traum: *Sie schaut gemeinsam mit der Analytikerin ihre Kinderphotos und Kinderbücher an und fühlt sich ihr sehr nahe. Ein fremder Assistent der Analytikerin taucht auf, der behauptet, alles über die Patientin zu wissen, da er ihre Akte gelesen habe. Sie kann ihn als Lügner entlarven.* Nachdem beide gemeinsam den Traum betrachtet haben, deutet die Analytikerin: »Sie brauchen mich als eine schützende Instanz, damit Sie dem fremden Arzt Zugang zu Ihrem Unterleib gestatten können.« Sie weiß, dass die Patientin als Kind von ihrem Vater sexuell missbraucht worden ist. Dennoch nimmt sie dies jetzt nicht explizit in ihre Deutung auf. Sie geht auch nicht auf die Spaltung im Analytiker-Bild ein (zwischen der nahen Analytikerin und dem fremden Assistenten). Sie beschränkt sich auf das aus ihrer Sicht gegenwärtig Wichtige, lässt dem Unbewussten der Patientin Zeit und vertraut darauf, dass das Trauma des Missbrauchs und die Übertragungsspaltung zu einem späteren Zeitpunkt in den Vordergrund treten werden, was tatsächlich auch geschieht. Erst gegen Ende der Analyse ist es der Patientin möglich, emotional zu begreifen, dass jene Manipulation an ihrem Unterleib sie an den Missbrauch durch ihren Vater erinnert hat.

Kommentar: Die Analytikerin zeigt in ihren Erläuterungen, dass sie darüber nachdenken kann, welche unbewusste Bewegung derzeit in ihrer Patientin vor sich geht. Und dass sie das gegenwärtig Wichtige deuten und anderes zurückstellen kann, um die Patientin aktuell nicht zu überfordern, was vermutlich zur Abwehrbewegung einer rein intellektuellen Diskussion der Missbrauchsthematik geführt hätte. Diese Handhabung der Übertragung stellt sich im langfristigen Verlauf als ausgesprochen angemessen und förderlich heraus.

Beispiel weniger kompetenter Praxis: Während der Vorgespräche ist sich eine Analytikerin ausgesprochen unsicher, ob sie einen Patienten in Behandlung nehmen soll. Er ist ihr zu gierig, aber auch zu laut und zu bedrängend. Über seine erhebliche Adipositas spricht er von sich aus nicht und auch sie nicht, weil sein Aussehen sie irgendwie abstößt und sie nicht recht weiß, wie sie das ansprechen könnte, ohne ihn zu kränken. Schließlich überlässt sie die Therapieentscheidung dem überweisenden Hausarzt, der dazu drängt, und dem Patienten selbst. Sie sieht ein, dass er unter vielen Konflikten leidet und alle anderen Therapiemöglichkeiten schon gescheitert sind. Ihn abzulehnen, wäre ihr herzlos vorgekommen. Es gelingt ihr jedoch nicht, ein positives Konzept von der Analyse mit diesem Patienten zu entwerfen. Der Verlauf wird dementsprechend gestaltlos und endet nach 69 Stunden mit einem Therapieabbruch.

Kommentar: Die subjektive Indikation ist in diesem Fall nicht zu Ende geführt worden. Die Analytikerin findet keinen Punkt an dem Patienten, an dem es gleichsam »Klick« macht und sie irgendetwas Sympathisches oder Zukunftsweisendes an ihm entdeckt, das als Anknüpfungspunkt für eine produktive Phantasie über den Behandlungsverlauf dienen könnte, aus der sie wiederum ein hoffnungsvolles Konzept seiner Behandlung hätte entwickeln können. Auch die unbewusste Szene der Vorgespräche oder die Analyse ihrer Gegenübertragung kann nicht in diesem Sinne genutzt werden. Die Hoffnung jedoch, dass das Gestaltlose von selbst Gestalt annehmen werde, erfüllt sich nicht.

8. Die Fähigkeit, theoretische Konzepte heranzuziehen

Hier geht es darum, die Theorie für uns arbeiten zu lassen, d. h. psychoanalytische Konzepte zum besseren Verständnis der Sitzung und des unbewussten Geschehens einsetzen zu können.[10] Die Auseinandersetzung mit der Theorie aus dem Blickwinkel der Praxis ist in der Psychoanalyse ein höchst persönlicher Prozess der Aneignung und Abstoßung. Jeder Analytiker entwickelt im Lauf der Zeit mehr oder weniger explizit seine eigenen theoretischen Schwerpunkte, mit denen er am besten arbeiten kann. Nicht zu jeder Person passt jedes Konzept. Dennoch ist die Auseinandersetzung mit »fremden« Konzepten wichtig für die eigene selbstkritische Weiterentwicklung. Hierzu ist es notwendig, sich der eigenen »privaten« Theorie klar zu werden, um sie mit »öffentlichen« Theorien ins Gespräch zu bringen (Sandler 1983).

Charakteristika: Mithilfe von Konzepten die Erfahrungen der Stunde ordnen und das Material für sich organisieren können. Ideen darüber entwickeln, was in dem Patienten bzw. in der Übertragungsbeziehung vor sich geht und wie der Analytiker dies beeinflussen möchte. Einen unbewussten roten Faden oder verschiedene Fäden durch eine Reihe von Sitzungen hindurch aufspüren und benennen können. • Die eingesetzte Behandlungstechnik reflektieren. Unterschiedliche theoretische Perspektiven einnehmen können, um beweglich zu bleiben. • Eine persönliche transformative Theorie entwickeln darüber, wie Psychoanalyse in der eigenen Arbeit wirkt, wie bei diesem Patienten, wie in dieser Stunde.

Beispiel kompetenterer Praxis: In seiner ersten Sitzung erzählt ein junger Patient: »Letzte Nacht hatte ich einen Alptraum, den ich als Kind häufig geträumt habe: Ich liege in meinem Bett, und hinter mir sitzt ein furchterregender Wolf, der eine Brille trägt.« Der Analytiker sagt nach einer kleinen Pause: »Es muss für ein Kind sehr beängstigend sein, wenn ein Wolf hinter ihm sitzt.« Er hatte gespürt, dass es in dieser Eingangssituation der Analyse verfrüht wäre, die Angst- und Verfolgungsgefühle des Patienten in der Übertragung anzusprechen, wie sie der Traum unverhüllt zeigt. Stattdessen nimmt er die Emotion des Augenblicks auf, zeigt dem Patienten, dass er seine Angst versteht, und öffnet ihm einen Raum, in dem er seinem Erleben weiter nachgehen kann. Der Patient sinnt nach und sagt daraufhin: »Unsere Beziehung hier erinnert mich an meine Tante, die mir als Kind Französischstunden gegeben hat. Sie hat auch eine Brille getragen und sie hat mir eine neue Sprache beigebracht, die mir sehr gefiel, obwohl ich anfangs gedacht habe, dass ich sie nie lernen würde.«

Kommentar: Der Analytiker beschreibt im Nachhinein, wie ihm, während der Patient seinen Traum erzählt und kurz danach, spontan und eher als Ahnung denn als explizite Theorie zwei Konzepte in den Sinn kommen: Das Konzept der Verfolgungsangst (das er mit Melanie Klein verbindet) und das Konzept des Übergangsraumes (bei dem ihm sofort Winnicott einfällt). Er wägt sie ab und entscheidet sich, das zweite Konzept in seiner Intervention einzusetzen. Solche Entscheidungen geschehen in jeder Stunde und müssen schnell getroffen werden. Sie stellen immer ein Wagnis dar, weil ihre Konsequenzen nicht unendlich lange überlegt und abgewogen werden können. Diese Situation ist typisch für eine jede professionelle Praxis (vgl. Kap. 1) und betrifft den Analytiker genauso wie den Geigenbauer, der entscheiden muss, ob er hier seinen Hobel ansetzt oder dort. Es gehört deshalb zu den wichtigsten professionellen Qualitäten, die Folgen der unumgänglichen Entscheidungen im Auge zu haben und mit ihnen wiederum gut umzugehen. Dem Patienten fällt die Erinnerung an seine Tante ein und er kann mit ihrer Hilfe die neuartige Analysesituation für sich positiv konnotieren. Diese Öffnung ist ein Hinweis darauf, dass die Intervention des Analytikers eine förderliche Wirkung hatte.

Beispiel weniger kompetenter Praxis: Dieses Beispiel wird aus einer Supervisionssituation berichtet. Ein Kandidat erzählt, dass sein junger Patient ihm gegenüber zunehmend ängstlich und selbstunsicher wird. Er ist ein Anhänger Ferenczis (»Ohne Sympathie keine Heilung«) und meint, dass der Patient ihm seine Liebes- und Nähewünsche zum Ausdruck bringen möchte. Er sei sich jedoch unsicher, ob er damit auch angenommen werde, und werde deshalb immer ängstlicher. Der Analytiker deutet daraufhin gemäß seiner Verständnislinie: »Sie haben das Bedürfnis, dass ich Sie unterstütze ...«. Seine Supervisorin hingegen hält diese Intervention für oberflächlich. Ihr ist die Perspektive der ödipalen Sexualität sehr wichtig und sie meint, der Analytiker vermeide es zur Kenntnis zu nehmen, in welchem Ausmaß sein Patient ihn als Rivalen sehe und nicht als hilfreiche Person, sondern als kastrierenden Vater erlebe. Zwischen dem Kandidaten und der Supervisorin entsteht eine immer mehr ausufernde Diskussion darüber, ob der Grundkonflikt des Patienten ein präödipaler oder ein ödipaler ist. Sie endet in einer Pattsituation, in der der Kandidat schließlich nachgibt, doch ohne innere Einsicht.

Kommentar: In ihrer Diskussion geraten beide Beteiligten in eine immer abstraktere Theoriedebatte. Es gelingt ihnen nicht, mithilfe ihres feststehenden und ziemlich globalen präödipalen bzw. ödipalen Konzepts das Mikromaterial der Stunden lebendig werden zu lassen und darüber ins Gespräch zu kommen. Sie zeigen keine Flexibilität, die Theorie gleichsam in kleinerer Münze zu verwenden und bezogen auf das konkrete Erleben des Patienten und der Übertragungsbeziehung mehrere Möglichkeiten der Interpretation ins Spiel zu bringen. Es scheint ihnen auch schwer zu fallen, die emotionale Bedeutung, die diese Theorien für sie selbst haben, reflexiv zu handhaben. Zudem könnte man die Frage aufwerfen, welche dynamische Interaktion sich zwischen ihnen in dieser Supervisionsstunde über das Vehikel der Theoriediskussion entfaltet.

9. Die Fähigkeit zur Selbstreflexion und fachlichen Kommunikation

Alle Psychoanalytiker werden sich in Situationen wiederfinden, in denen sie Fehler im Verständnis oder im Beziehungsgeschehen gemacht haben. Deshalb ist die Fähigkeit, für solche Situationen offen zu sein, darüber nachdenken und damit umgehen zu können, eine besonders hoch geschätzte Qualität. Selbstreflexion umfasst einerseits die Kapazität, die eigenen emotionalen Reaktionen selbstanalytisch zu ergründen, und andererseits die Möglichkeit der Selbstkritik. Diese ist eine Voraussetzung dafür, sich auf kritische und konstruktive Weise mit anderen austauschen zu können über die eigene und über deren Arbeit. Selbstkritik setzt die Möglichkeit des Nachdenkens = Konzeptualisierens voraus und die Fähigkeit zur emotionalen Auseinandersetzung mit anderen Gedanken als den eigenen.

Charakteristika: Eigene Schwächen und Grenzen wahrnehmen können und sich damit auseinandersetzen. Mit der eigenen narzisstischen Verletzlichkeit umgehen können. Den Anspruch aufgeben, alles wissen und richtig machen zu müssen. Schwierigkeiten im Nachhinein mit den Patienten klären. Misslungenes oder Fehler bemerken, darüber nachdenken und es gemeinsam durcharbeiten können. • Fähigkeit zur Erholung von belastenden emotionalen Situationen.[11] • Das eigene Erleben und Tun reflektieren, infrage stellen und abwägen können. Implizites explizit machen, es darstellen und mit anderen diskutieren können. Kritikfähigkeit entwickeln: Anregungen und Kritik aufnehmen und von anderen lernen können. Im Gegenzug Kritik auch konkret und konstruktiv äußern können.

Beispiel kompetenterer Praxis: Eine Patientin erzählt von ihrer Mutter, die »eine vom Schicksal geschlagene Frau« war, sieben Kinder geboren hat und nie zu einem eigenständigen Leben gekommen ist. Die Analytikerin nimmt sehr deutlich wahr, dass die Patientin sich selbst auch vom Leben benachteiligt und zu kurz gekommen sieht. Sie sagt ihr, dass sie von der Mutter rede, aber sich selbst meine. Die Patientin zögert etwas, nimmt dann diesen Faden auf, zieht sich aber während der Sitzung zunehmend in sich zurück. Die nächste Stunde eröffnet sie mit der Bemerkung, sie wäre fast gar nicht mehr gekommen. Die Gefahr des Therapieabbruchs ist bei ihr ziemlich groß. Es gelingt, gemeinsam zu besprechen, dass sie sich durch den Vergleich mit ihrer Mutter gekränkt gefühlt hat. Denn diese hätte aus der Sicht der Patientin nicht Opfer werden müssen, im Gegensatz zu ihr selbst, die überhaupt keinen Spielraum für sich sieht. Die Analytikerin kann nun wahrnehmen, dass sie ihre Deutung in der letzten Stunde aus einem Gegenübertragungsärger heraus formuliert hat. Vielleicht hatte sie die Worte sogar etwas scharf ausgesprochen. Sie hatte schon geahnt, dass die Patientin bei ihrem *ceterum censeo* enden würde, sie habe doch sowieso keine Chance. Zugleich fühlte sie sich von ihr durch ihre übergroße Kränkbarkeit und die Abbruchsdrohung in die Zange genommen, nicht offen sagen zu dürfen, was sie ihr sagen wollte. Sie merkt nun, dass die Patientin ihre Verärgerung gespürt haben muss und mit einer oberflächlichen Anpassung darauf reagiert hat, die jedoch durch den inneren Rückzug konterkariert wurde. Jetzt kann sie sich mit ihr über das verständigen, was während der letzten Stunde zwischen ihnen geschehen war.

Kommentar: Die Analytikerin zeigt die Fähigkeit, aufgrund der Reaktion der Patientin im Nachhinein zu merken, in welche emotionale Verwicklung sie in der Stunde zuvor geraten war. Sie kann über ihre eigene Reaktion nachdenken. Die Selbstreflexion gibt ihr die Möglichkeit, offen und auf eine neue Weise mit der Patientin zu kommunizieren. Dieses Beispiel zeigt auch, wie wichtig es ist, dass die Analytikerin die Kritik, die ihre Patientin an ihr hat, aufspüren, anhören, aufnehmen und emotional verarbeiten kann.

Beispiel weniger kompetenter Praxis: Eine Analytikerin unterhält sich mit Kolleginnen darüber, wie es die einzelnen damit halten, ihren Patienten die Ferienzeiten mitzuteilen. Sie erzählt eine Situation aus ihrer Praxis. Zu Beginn der Stunde gab sie einer Patientin einen Zettel mit ihren Urlaubsterminen und bemerkte dazu, sie wisse nicht mehr genau, ob sie ihr den Zettel nicht schon einmal gegeben habe. Die Patientin zieht sich im Verlauf der Stunde zunehmend in sich zurück. Darauf angesprochen meint sie, sie fühle sich heute irgendwie taub. In der nächsten Sitzung sagt sie, nach der letzten Stunde habe sie bemerkt, dass es sie doch gekränkt habe, dass die Analytikerin sich gar nicht so genau erinnern konnte, ob sie ihr schon einmal einen Ferienzettel gegeben habe. Die Analytikerin antwortet ihr: »Aber das war doch nicht so gemeint. Ich hatte nicht die Absicht, Sie zu verletzen. Sie wissen doch, wie wichtig Sie mir sind.« Gegenüber ihren Kolleginnen äußert sie sich etwas abfällig darüber, dass die Patientin aber auch jedes Wort auf die Goldwaage legen muss. Als eine Kollegin meint, sie könne das Gefühl der Patientin nachempfinden, der Analytikerin nicht so wichtig zu sein, ist sie empört. Sie findet es eine Unterstellung, sie habe der Patienten eine Kränkung zugefügt, und argumentiert, warum dies »vollkommen unmöglich« ist.

Kommentar: Die Analytikerin ist überzeugt davon, der Patientin zugewandt zu sein, ihr helfen zu wollen und keinerlei Absicht zu haben, sie zu verletzen. Sie kann nicht darüber nachdenken, dass die Patienten dies ganz anders erleben könnte. Auch nicht darüber, dass sie ihr vielleicht aus einem unbewussten Motiv heraus etwas anderes mitgeteilt hat, als sie bewusst im Sinn hatte. Ihre Fähigkeit zur Selbstanalyse ist in dieser Situation ebenso gering wie ihre Fähigkeit zur Selbstkritik. Sie ist nicht offen für andere Perspektiven, die ihre Kolleginnen ihr nahezubringen versuchen. Stattdessen beantwortet sie diese mit einem Gegenangriff.

Der Interventionsrahmen

Ich stimme mit Tuckett (2005) darin überein, dass es erfahrungsgemäß schwer möglich ist, die Qualität von Interventionen für sich selbst einzuschätzen, ohne den Bezug zu dem zu würdigen, was der Analytiker insgesamt tut und denkt (vgl. Kap. 2). Die Interventionen sollten möglichst mit dieser Gesamtlinie zusammenhängen und eine Absicht erkennen lassen. Besonders erfreulich ist, wenn sie etwas von der transformativen Theorie zeigen, die dieser Analytiker hat, also von seinen Vorstellungen darüber, was in der Analyse bei diesem Patienten in dieser Situation eine verändernde Wirkung hat.

10. Die Fähigkeit, in förderlicher Weise zu deuten

Wir beschränken uns hier auf das Deuten, weil es die für die Psychoanalyse spezifischste Interventionsform ist. Die Deutung fasst unbewusste Motivationen in Worte und macht sie dadurch bewusst. Oder sie verbalisiert Erleben, das noch nie symbolisiert war, und ist dann eine Sinnstiftung, ein Sinnkonstrukt (Loch 1993). Selbstverständlich verwenden heute nahezu alle Analytiker auch viele andere Interventionen, wie Spiegelung, Zusammenfassung, Klärung, Konfrontation, Konstruktion oder expressive Interventionen (in denen sie eigene Emotionen ausdrückt). In aller Regel dienen diese dazu, Deutungen bzw. emotionales und kognitives Verstehen vorzubereiten oder zu vertiefen. Sie werden dadurch gleichsam psychoanalytisch qualifiziert und in den Deutungsprozess integriert.

Charakteristika: Aus dem vielen Material der Stunde ein Gespür für das Wichtige entwickeln. Je nach Situation, abwarten, bis das Wichtige auftaucht oder es konstellieren durch Klären und Konfrontieren. Wesentliches von Unwesentlichem unterscheiden lernen.[12] • Eine Hypothese über den unbewussten Zusammenhang finden, das aktuell Unbewusste in Worte fassen, es in einfacher und erlebnisnaher Sprache formulieren. Mögliche Missverständnisse klären, darauf achten, wie die Deutung beim Patienten ankommt, wenn nötig, damit weiterarbeiten. • Die Patienten nicht mit Deutungen überwältigen oder zwingen. Deuten als Prozess des Erarbeitens sehen, an dem beide beteiligt sind, nicht als überlegene Wahrheit des Analytikers. Die Patienten anregen und ihnen Raum lassen, selbst zu einem Verständnis zu kommen oder auch Deutungen des Analytikers zurückzuweisen oder zu variieren. • Die Fähigkeit zu deuten meint auch, den richtigen Zeitpunkt dafür zu finden, eine Deutung zurückzuhalten oder auch nicht zu deuten.

Beispiel kompetenterer Praxis: Ein Patient beginnt die Stunde mit einem Bericht über den vorhergehenden Tag, wobei er die Namen von Freunden, von denen er schon mehrmals erzählt hat, wieder erläutert und dem Analytiker erklärt, wer das ist, wo er arbeitet usw. »Sie scheinen davon auszugehen, dass ich ihre Freunde innerlich nicht präsent habe«, bemerkt der Analytiker. Der Patient kommt auf den gehassten älteren Bruder zu sprechen, der von der Mutter bevorzugt wurde, und zeigt sich erstaunt, dass der Analytiker auch dessen Namen weiß. »Irgendwie fühle ich mich immer wieder gedrängt, Ihnen zu erklären, wer wer ist, als ob Sie sich die nicht merken.« Der Analytiker deutet ihm: »Mit Ihrer Mutter soll es wohl so sein wie mit meinem Gedächtnis: Da sollen keine anderen drin sein als nur Sie allein.« Der Patient beginnt nun zu spüren, wie sehr er sich mit seinen vielen Erläuterungen um den Analytiker bemüht, um als Einziger von ihm geliebt zu werden. Und wie er zugleich am liebsten alle anderen aus dessen Gedächtnis herauswerfen wollte. Diese aggressive Tendenz hatte er abgewehrt und dem Analytiker zugeschrieben (»Der vergisst doch alle. Mich hingegen merkt er sich, weil ich mir so viel Mühe um ihn gebe«).

Kommentar: Der Analytiker zeigt uns, wie seine Deutung zustande kommt. Zunächst lässt er auf sich wirken, was der Patient erzählt. Er gibt ihm wieder, was ihm dabei auffällt (Interventionstyp Konfrontation »Sie scheinen ...«). Die Einfälle des Patienten konzentrieren sich nun auf das heiße Thema Bruder und Mutter. Vermutlich kommt der Analytiker währenddessen auf seine Deutungsidee, dass der Patient an Stelle des beneideten Bruders im Kopf seiner Mutter sein wollte. Der Patient seinerseits arbeitet mit der Konfrontation von vorhin weiter und bemerkt selbst seinen Erklärungsdrang. Die emotionale Situation ist nun günstig, um die Deutung zu formulieren. In ihr verbindet der Analytiker die heiße Erinnerung des Patienten an Bruder und Mutter mit dem aktuellen Kontext der Übertragungsbeziehung.

Beispiel weniger kompetenter Praxis: Eine Patientin konstelliert einen hoch dramatischen Analysebeginn. Sie befreundet sich mit einem Mann, von dem sie wünscht, dass er sie immer und ganz lieben müsse. Wenn sie die »absolute Liebe« nicht bekommt, dann bricht alles zusammen, davon ist sie überzeugt. Er wird ihren Wünschen nicht gerecht, was zur Folge hat, dass sie die Stunden mit ihrem Leiden füllt. Die Analytikerin wird zunehmend ungeduldig. Sie ist überzeugt, die Patientin verschiebe in die Männerbeziehung, was eigentlich in die Analyse gehört. Sie solle mehr von ihren Übertragungsgefühlen erleben und offenbaren, dann werde sich die Männergeschichte automatisch entspannen. Sie deutet die Abhängigkeitswünsche der Patientin von ihr, die Ängste vor der Nähe, die fordernden Versorgungswünsche, die Beschämung und Gier. Sie gibt ihre Übertragungsdeutungen oft schon zu Stundenbeginn sehr schnell und in häufiger Wiederholung. Dennoch ändert sich an dem drängenden Unglück der Patientin nichts, sie klagt weiterhin über sich und den Mann. Die Analytikerin weiß nicht, was sie noch tun soll, und stellt die Situation in einem Workshop vor.

Kommentar: Auf irgendeine Weise geschieht es, dass die Deutungen der Analytikerin nicht die Wirkung entfalten, die sie sich erhofft. Sie gerät in eine Situation, in der es scheint, als wolle sie der Patientin mit ihren Deutungen etwas abtrotzen. Die Deutungen verlieren ihre Konkretheit, sie entstehen nicht in jeder Stunde neu und allmählich aus dem aktuellen Material, sondern überstürzen sich und werden abstrakt (obwohl sie so starke Gefühle benennen) und repetitiv. Sie werden gleichsam als Waffen verwendet, um der Heftigkeit der Patientin etwas entgegenzusetzen. An die Stelle von Deutungsarbeit tritt eine Interaktion unter Verwendung von Deutungen, die sich erst entspannen kann, indem die Analytikerin mit Kollegen darüber spricht.

4 Diskussion

Spezifisch psychoanalytische Kompetenzen?

Die Kompetenzfrage habe ich in dieser Arbeit aus einer induktiven, bei der psychoanalytischen Praxis ansetzenden Perspektive in Angriff genommen. Nimmt man stattdessen den Standpunkt einer allgemeinen Psychotherapieforschung ein, wie Kahl-Popp (2004, 2007) es in ihrer anregenden Arbeit tut, so legt es sich nahe, allgemein psychotherapeutische Kompetenzen von solchen zu unterscheiden, die spezifisch für eine bestimmte psychotherapeutische Schule sind. Kahl-Popp benennt drei Gruppen von Kompetenzen – personale Kompetenz, Beziehungskompetenz und konzeptuelle Kompetenz –, wobei sie die ersten zwei der allgemeinen Natur psychotherapeutischer Arbeit zuordnet und erst die dritte, die konzeptuelle Kompetenz, mit dem spezifischen Behandlungskonzept einer Schule verbindet, in unserem Fall mit der Psychoanalyse.

Dieses Vorgehen hat den Vorteil, Gemeinsamkeiten und Unterschiede unterschiedlicher psychotherapeutischer Schulen herauszuarbeiten, indem man sie miteinander vergleichbar macht. Dabei wird eine deskriptive Metaebene eingenommen, von der man quasi von außen auf die psychotherapeutischen Schulen blickt. Meine Vorgehensweise ist eine andere. Ich bin bei der Gewinnung der Kompetenzen von dem reflektierenden Umgang von Analytikern mit Beispielen aus der analytischen Praxis ausgegangen. Dabei ist erkenntnisleitend der spezifisch psychoanalytische Gesichtspunkt, Zugang zu einem prozesshaften und dynamischen Unbewussten zu finden und damit zu arbeiten. Es verwundert nicht, wenn sich daraufhin herausstellt, dass dieser Ausgangspunkt alle nur denkbaren Kompetenzen auf seine besondere Weise einfärbt und ihnen sein spezifisches Gepräge gibt. Ich vermute, dass dies für andere psychotherapeutische Verfahren wie die kognitive Verhaltenstherapie oder die Gesprächspsychotherapie gleichermaßen gilt.

Beispielsweise benennt Kahl-Popp die Fähigkeit zur Einfühlung (Empathie) als ein Element der personalen Kompetenz eines jeden Psychotherapeuten. Betrachtet man diese Kompetenz aus der Sicht unserer Ergebnisse, so wird die Fähigkeit zur Empathie – ich habe mit Absicht auf diesen Fachbegriff verzichtet, um vorzeitige Festlegungen zu vermeiden – aus psychoanalytischer Sicht durch ein komplexes Netz von gleichschwebender Aufmerksamkeit, Gegenübertragungswahrnehmung, der Wahrnehmung intersubjektiver Prozesse usw. hergestellt. Beginnt man, anhand von klinischem Material eine Kompetenz zu untersuchen, dann stellt sich bald heraus, wie komplex unsere klinische Arbeit ist und wie eng die verschiedenen Kompetenzen miteinander verzahnt sind. Der Blick auf ein prozesshaftes und dynamisches Unbewusstes vernetzt die Kompetenzen auf seine Weise. Man könnte auch sagen, die Sprache und die Denkweise, die ein Psychoanalytiker verwendet, gibt ihnen ihre Ausprägung.

Hier zeigt sich, dass nach der alten Formulierung von Habermas eine Erkenntnis ohne Interesse schwerlich zu haben ist. Von daher scheint es mir wichtig, im Auge zu behalten, dass berufliche Kompetenzen zumindest in unserem Feld nichts quasi Naturwüchsiges sind, das objektiv existiert und beschrieben werden kann. Vielmehr ist es unumgänglich, dabei den Ausgangspunkt, das Interesse und die Perspektive desjenigen oder derjenigen Gruppe zu berücksichtigen, die die Kompetenzen auf ihre Weise konzeptualisieren. Kahl-Popp (2007) verbindet mit ihrer Konzeptualisierung die Forderung, Psychotherapie nicht mehr schulenspezifisch zu lehren, sondern die alle Psychotherapeuten verbindenden personalen und relationalen Kompetenzen in den Vordergrund zu stellen. Differenzen ergäben sich erst bei den konzeptionellen Kompetenzen. Ich bin in dieser Hinsicht vollkommen anderer Meinung als sie. Heiner Sasse, der aus individualpsychologischer Sicht für eine verfahrensspezifische analytische Kompetenzbetrachtung plädiert (2008) und darin Kahl-Popps Ansatz widerspricht, berichtet von einer Diskussion, die er mit Verhaltenstherapeuten darüber führte (mündl. Mitteilung 20.9.2008). Diese sagten: »Aber das machen wir doch alles auch«. Seine Antwort: »Ja, aber das erscheint nur auf einer abstrakten Ebene so. Wir müssen Behandlungsstunden miteinander diskutieren, da werden die fundamentalen Unterschiede deutlich«. Ich stimme mit ihm überein, dass Kompetenzen umso vergleichbarer werden, je unkonkreter und allgemeiner sie formuliert sind, womit sie aber auch an Aussagekraft verlieren, weil sie sich entdifferenzieren. Helmut Thomä (Thomä & Kächele 1985) vertritt seit Jahrzehnten die Auffassung, dass Kompetenz nur kasuistisch dargestellt werden kann. Erst am Stundenmaterial zeigt sich, was wir konkret damit meinen. Weil ich diese Einschätzung teile, habe ich den Ankerbeispielen in diesem Buch einen zentralen Stellenwert gegeben.

Wer hat die Definitionsmacht? Und wozu?

Auf diese Frage bin ich bei der Lektüre der unterschiedlichen Versionen von Tucketts Papier über *Does anything go?* (2005) gestoßen. Die erste Version, die 2004 in mehreren Sprachen und auch auf Deutsch im Internet veröffentlicht wurde, hat nach meinem Eindruck einen eher improvisierten, offenen, problemzentrierten, neugierig suchenden Charakter. In ihr führt Tuckett in die Probleme ein, die sich durch die Pluralität der Psychoanalyse heute ergeben, stellt sein Konzept von den drei Rahmenbedingungen des psychoanalytischen Arbeitens vor und diskutiert anhand vieler praktischer Erfahrungen sein Modell, das implizite Wissen über kompetentes psychoanalytisches Arbeiten explizit zu machen und auf diese Weise eine neue Grundlage für die Diskussion über die gute Praxis zu gewinnen. Die Methode, die er vorschlägt – Implizites explizit zu machen – beinhaltet eine dekonstruktive Ausrichtung (vgl. Kap. 1).

Die Version, die 2005 im *International Journal of Psychoanalysis* erscheint, hat demgegenüber ein anderes Gepräge. Man fragt sich, was in den Autor gefahren ist. Er beginnt die Arbeit nun mit dem Satz, dass es bisher schwierig gewesen ist festzustellen, wann kompetente psychoanalytische Arbeit praktiziert wird und wann nicht. Es folgt die These, dass die Internationale Psychoanalytische Vereinigung gegründet worden sei, um Freuds

Wunsch umzusetzen, ein gewisses Maß an Autorität und Standardisierung zu etablieren – eine These, die historisch gesehen ziemlich gewagt ist.[13] Durch dieses Präludium erhält der Leser den Eindruck, dass es das Hauptziel des Kompetenzmodells sei, in der Nachfolge Freuds und in Verpflichtung gegenüber der Internationalen Vereinigung für Autorität und Standardisierung zu sorgen.

Tuckett spricht nun von dem präzisen Ziel seines Modells, Kollegen in »pluralistischen« psychoanalytischen Instituten die Möglichkeit zu eröffnen, auf eine transparente und reliable Weise Beispiele einer kompetenten psychoanalytischen Praxis von denen zu trennen, die nicht kompetent sind – die einen können graduiert werden, die anderen nicht. Institute, die nicht pluralistisch, sondern von einer Schule geprägt sind, tun sich nach Tucketts Ansicht in dieser Hinsicht leichter, weil die Kandidaten zeigen müssen, dass sie im Rahmen der Schule, in der sie unterrichtet worden sind, kompetent arbeiten können – die Frage, ob dies überhaupt zu ihnen passt, stellt er nicht.

Die Schulen, die in der ersten Fassung der Arbeit nahezu gar keine Rolle spielen, werden nun häufig erwähnt und regelmäßig mit dem Kommentar versehen, dass sie an den Instituten entscheiden sollten, was sie für kompetente Praxis halten und was nicht. Hier taucht ein neuer Aspekt des Phänomens der Schulen auf, und zwar dass sie Macht beanspruchen (vgl. oben Anm. 1). Fragen des *assessment*, des *judgement*, der Kriterien von Prüfungsentscheidungen und der damit verbundenen institutionellen Entscheidungsmacht sind in dieser Version in den Vordergrund gerückt. Tuckett legt nun großen Wert darauf, dass nicht der Eindruck entsteht, er oder irgendwelche Arbeitsgruppen wollten sich die Macht anmaßen, Kompetenzen des psychoanalytischen Arbeitens zu definieren, sondern dass dies den Instituten und Schulen überlassen bleibt. Immerhin, und hier scheint sein ursprüngliches Anliegen durch, schlägt er vor, dass diese ihre Ansichten mit anderen teilen und diskutieren.

Aus meiner Sicht eröffnet die Frage nach psychoanalytischen Kompetenzen zwei Optionen: Die eine möchte das Lernen erleichtern, indem sie versucht, deutlich zu machen, was es heißt, Psychoanalyse zu erlernen, und indem sie sowohl den Lehrpersonen als auch den Kandidaten und den praktizierenden Analytikern konkret und klar vor Augen führt, um was es in der beruflichen Entwicklung von Analytikern gehen kann. In dieser Option ist es günstig, die Kompetenzen nicht als eherne Gesetze zu definieren, sondern als einen gegenwärtigen Diskussionsstand. Denn um Psychoanalyse zu erlernen bedarf es der Freiheit, sich persönlich mit Lehrern und Positionen auseinander zu setzen, was durch autoritative Strukturen behindert wird. Dies gilt sowohl für die Kandidaten in Ausbildung als auch für »fertige« Analytiker in ihrer lebenslangen Weiterentwicklung. Dies ist der Schwerpunkt, um den es mir in dieser Arbeit geht.

Die andere Option konzentriert sich auf die unumgänglichen Prüfungsentscheidungen in der Ausbildung und versucht, diese durchsichtiger und nachvollziehbarer zu machen. Auf diese Frage schießt Tuckett sich zunehmend ein, wobei er nach meinem Eindruck an Offenheit verliert und Gefahr läuft, das Gewicht der institutionellen Entscheidungsmacht überzubetonen.

Mir scheint, der Unterschied zwischen beiden Optionen zeigt sich am konkretesten darin, ob Beispiele klinischer Arbeit unter dem Gesichtspunkt diskutiert werden können, ob sie die kompetentere oder weniger kompetente Praxis zeigen – eine Diskussion, die meist kontrovers verläuft, bei der es erfahrungsgemäß dennoch Einigungsmöglichkeiten gibt, und nach der die Beteiligten in aller Regel bemerken, wie viel sie dabei gelernt haben. Oder, ob nach *cut-off-points* gesucht wird, wie Tuckett sie nennt, durch die Inkompetenz von Kompetenz unterschieden werden soll. Hier wird nicht mehr nach einer Orientierung in einem Kontinuum zwischen kompetenterer und weniger kompetenter Praxis gesucht, sondern nach einer Entscheidung ja – nein. Es geschieht so schnell, dass diese zweite Option – die Prüfungsentscheidung – unmäßig in den Vordergrund rückt und die mit ihr verbundenen Machtfragen eine unangemessene Bedeutung erhalten.

Statisch oder dynamisch

Manche erleben unsere Liste der Kompetenzen als eine statische Festschreibung von zu erwerbenden Fertigkeiten. Sie vermissen die Dynamik der Beziehung, die jede analytische Arbeit prägt, und in deren Medium sich auch das Erlernen der Psychoanalyse vollzieht. Eine Kollegin meinte: »Die Kompetenzen stimmen, aber was soll es? Sie sagen noch nichts über den Lernprozess.« Eine andere formulierte pointiert: »Ich habe nicht so gelernt. Mir hätte eine solche Liste nichts geholfen. Bei mir hat sich das Lernen an konkreten Situationen mit den Patienten festgemacht.« Eine dritte Kollegin meinte ebenso überzeugt: »Mir hätte es viel gebracht, wenn ich in der Ausbildung eine solche Orientierung gehabt hätte.«

Ich denke, wir nähern uns hier einer Frage, über die wir bisher sehr wenig wissen: Wie wird Psychoanalyse überhaupt erlernt? Welche persönlichen Prozesse laufen dabei ab? Offensichtlich können diese nicht über einen Kamm geschoren werden. Vielleicht gibt es eine Gruppe von Kolleginnen und Kollegen, deren Entwicklung sich eher anhand von Schlüsselerlebnissen in konkret erlebten Situationen vollzieht, und eine andere Gruppe, denen Konzepte als Kristallisationspunkte ihres Denkens hilfreich sind? Meine Erfahrung ist, dass die gemeinsame Diskussion von klinischer Arbeit unter dem Gesichtspunkt der Kompetenzen für beide Gruppen produktiv ist. Doch zeigen diese Unterschiede, dass es sicher falsch wäre, einen Kompetenzkatalog als neuen Katechismus einzusetzen, dessen Erlernen und Befolgen zur ersten Kandidatenpflicht werden würde.

Ein Kollege kommentierte unsere zehn Kompetenzen mit folgenden Worten: »Auf alle Fälle haben wir noch ein elftes Gebot: Es gibt keinen Schematismus in der Psychoanalyse. Damit müssen wir leben.«

Einen interessanten Aspekt dieser Frage hebt Tuckett (2005) hervor. Die Diskussion von Fallbeispielen in seinen Arbeitsgruppen hat gezeigt, dass diejenigen Kandidaten besonders überzeugend gewirkt haben, die in der analytischen Situation nicht von vornherein feste Ansichten hatten, sondern die innerlich um ihre Position ringen mussten. Ein emotionaler Kampf darum, in der Stunde eine Position zu gewinnen, sie wieder zu verlieren und auf veränderte Weise neu zu finden, scheint kein Nachteil, sondern ein Vorteil kompetenten analytischen Arbeitens zu sein. Oft verbindet sich eine derartige emotionale Bewegung bei diesen Analytikern auch mit einer ähnlichen Erfahrung in ihrem fachlichen Lernen und in ihren Lehranalysen. Hier wird sehr deutlich, wie wichtig es ist, den persönlichen und dynamischen Aspekt des Lernens und der Entwicklung in der Psychoanalyse zu würdigen, ihn in den Vordergrund zu stellen und nicht einebnen zu wollen.

Tuckett folgert daraus, dass die Möglichkeit, sich durch ein derartiges emotionales Lernen und durch Erfahrung weiterzuentwickeln, wahrscheinlich ein Schlüsselelement einer erfolgreichen Ausbildung und beruflichen Praxis in der Psychoanalyse ist. Ein damit übereinstimmendes Ergebnis brachte die schwedische STOPP-Studie (Sandell et al. 2001). Hier fand sich eine kleine Gruppe von etwa sieben Prozent der praktizierenden Psychotherapeuten, die ihren Patienten nicht gut tut und die schlechte Therapieergebnisse produziert. Sandell nennt sie die »gelbe Gruppe«, weil sie in seinen Grafiken mit einer gelben Kurve dargestellt wird (mündl. Mitteilung, Januar 2005). Diese Therapeuten zeichnen sich überraschenderweise dadurch aus, dass sie besonders viel Lehranalyse und besonders viel Supervision genossen und dennoch allem Anschein nach nicht die erwünschte Entwicklung genommen haben. Sandell vermutet, dass bei diesen Therapeuten eine Art von emotionaler Entwicklungsresistenz vorliegt.

Was die Ausbildung angeht, so könnte manches dafür sprechen, möglichst frühzeitig diese Kandidaten zu identifizieren und ihnen nahezulegen, dass ein anderer Beruf für sie geeigneter wäre. Bei den anderen, der großen Mehrheit mit guter Ausbildungsprognose, könnte es ausreichen, sie möglichst gut zu unterrichten und ihre persönliche und fachliche Entwicklung zu fördern und darauf zu vertrauen, dass sie sich zu kompetenten Kollegen entwickeln. Dies könnte die Institute von manchem Kontrollbedürfnis und Überprüfungszwang entlasten. Eine Hauptfrage würde dann heißen: Zeigt dieser Kandidat Wachstumspotential oder nicht?

Normativität

Betrachtet man die Frage der Kompetenzen aus der Sicht Reniks (2003, vgl. Kap. 1), dann bleibt nicht mehr viel übrig von definitiven und allgemein verbindlichen Aussagen über »richtig« oder »falsch« in der analytischen Praxis. Dann tritt der Diskurs über Qualität in den Vordergrund und nicht die autoritative Aussage. Doch obwohl sich immer deutlicher zeigt, dass die psychoanalytische Praxis ein flexibles Feld ist, wurden durch die Diskussion dieses Papiers immer wieder Über-Ich-Reaktionen hervorgerufen.

Die einen übernahmen schnell die Last, die anderen protestierten. »Hohe Anforderungen! Fühle mich eingeschüchtert. Perfektion. Schnürt sich die Kehle zu.« Die Ausformulierung von Kompetenzen scheint zu provozieren, sie als normative Setzung aufzufassen. Je genauer man versucht zu formulieren, je klarer zu benennen, desto festlegender wirkt es offenbar. Eine solche Auswirkung ist von uns nicht beabsichtigt; wir sollten sie sorgfältig reflektieren. Meiner Ansicht nach braucht psychoanalytische Praxis innere Freiheit. Theoretische Orientierung kann für die Praxis nur gut sein, wenn sie den Freiheitsgrad des Analytikers erhöht, denn es bedarf einer offenen Suchhaltung, um Zugang zum Unbewussten zu bekommen. Also: Normativität ist nicht beabsichtigt, die Reflexion des eigenen behandlungstechnischen Tuns anhand der Kompetenzen schon.

Ein Kollege erzählte, dass er vor seiner analytischen Ausbildung Anästhesist war. In seinem Beruf habe er sich sicher und kompetent gefühlt. Seine Fähigkeiten hatte er nie infragegestellt. Seitdem er sich im Feld der Psychoanalyse bewegt, habe sich das verändert. Der Selbstzweifel sei ein Gefühl geworden, das die Ausbildung begleitet habe und in vielen Jahren Praxis nicht wieder verschwunden ist. Man kann sagen, solle er doch mehr lernen, Falldiskussion und Supervision durchführen, dann würde er sich sicherer fühlen. Wird ein Sicherheitsgefühl in der Praxis nicht auch durch kollegiale Diskussionen immer neu hergestellt und erweitert? Man kann auch sagen, dass die Unsicherheit eine Folge davon ist, wie schwer unsere Arbeit in ihrer Qualität zu fassen ist. Man kann schließlich sagen, dass im Sinn der zuvor erwähnten Erfahrung, Sicherheit in unserer Arbeit sei nur punktuell und durch einen Prozess emotionalen Ringens zu erlangen, dieser Kollege eine erfreuliche Fähigkeit zur Selbstreflexion zeigt.

»Wenn es nur eine einzige Wahrheit gäbe, könnte man nicht hundert Bilder über dasselbe Thema malen.« *Pablo Picasso*

Durch die Beschäftigung mit psychoanalytischen Kompetenzen muss keine neue Normierung entstehen, vielmehr kann sie eine Veränderung des Denkens unterstützen. Die Auseinandersetzung mit Beispielen einer kompetenteren oder weniger kompetenten Praxis kann den Blick darauf schärfen, was die Analytiker selbst tun, um dies zu reflektieren. Es ist eine geläufige Erfahrung, wie schnell in Falldiskussionen der Fall in den Vordergrund tritt, über den sich dann trefflich und weitreichend assoziieren lässt. Unsere Perspektive versucht im Gegensatz dazu darauf hinzuführen, wie der Analytiker selbst – um in Picassos Bild zu bleiben – in dieser analytischen Situation malt und wie er dies gemeinsam mit seinem Patienten tut.

Objektivität und Beurteilungsfragen

Die ganze Diskussion zeigt, wie wenig eindeutig Beurteilungen psychoanalytischer Praxis unter den Bedingungen der Pluralität sein können. Weder Einzelne noch Gruppen sind heute dazu prädestiniert, einen gleichsam übergeordneten und objektiven Blickwinkel einzunehmen, von dem aus sie die Arbeit von Kollegen valide beurteilen können (vgl. Kap. 1). Auf der anderen Seite gibt es genügend Erfahrungen darüber, dass erfahrene Analytiker in der Lage sind, anhand von detailliertem Stundenmaterial und dessen Diskussion diejenigen, die »es können«, von denjenigen, die »es nicht können«, zu unterscheiden, auch wenn die Unterschiede in der Praxis erheblich sind und sie selbst so nicht arbeiten würden. Unser ganzes Projekt beschäftigt sich mit dem Spannungsfeld, das durch diese beiden Feststellungen aufgespannt ist.

Ein eher beiläufiger Satz Tucketts (2005) hat mich sehr zum Nachdenken gebracht, und zwar seine Bemerkung, dass analytische Kompetenz oder Inkompetenz wahrscheinlich Teil eines Kontinuums ist. Ich stimmte ihm darin zu und realisierte erst allmählich, in welchem Ausmaß ich bis dahin in einem polarisierenden Denken gefangen war, ohne es zu merken, weil es so selbstverständlich war: In unendlichen Variationen war in der Diskussion über die klinische Arbeit von Ausbildungskandidaten die Frage aufgetaucht: »Analytisch oder unanalytisch?« – ein binäres Denksystem. Nimmt man stattdessen die Annahme eines *Kontinuums* ernst, dann ergibt sich eine Reihe von Ausbildungsleistungen, auf deren einer Seite ein hervorragendes, höchst kompetentes analytisches Arbeiten und auf der anderen Seite ein ungenügendes steht, mit vielen Abstufungen dazwischen des guten, zufriedenstellenden, ausreichenden, fragwürdigen usw. Arbeitens.

Jeder kennt die Gefahr bei Prüfungsbeurteilungen, die ganze Person des Analytikers zu bewerten und in globalen Urteilen auf den Menschen und nicht auf seine fachliche Kompetenz im Einzelnen zu schauen. Auch hier herrscht noch ein binär-polarisierendes Denken vor. In einer Gruppendiskussion zu diesen Fragen versuchte eine Teilnehmerin, geläufige Ängste bei den Prüfungen zusammenzufassen, und sprach dabei versehentlich von *Ver*urteilung statt von *Be*urteilung. Sie brachte damit eine Gruppenphantasie auf unnachahmliche Weise zum Ausdruck (vgl. Schmidt 2008).

Wenn die Prüfer anerkennen, dass ihre eigene Persönlichkeit und ihre theoretischen und behandlungstechnischen Vorlieben ebenso wie interpersonale und Gruppenprozesse einen erheblichen Einfluss auf ihre Einschätzungen haben, dann verändert sich ihre Sprache. Formulierungen wie »Ich sehe das so und so …, nach meiner Einschätzung …, aus meiner Sicht …« werden häufiger werden. Das heißt nicht, dass sie keine qualifizierten Aussagen über die Arbeit von Kandidaten mehr machen können, doch der Grad der Selbstreflexion und der reflexiven Vermittlung könnte zunehmen. Viele Prüfer haben ja auch bisher schon versucht, so konkret und nachvollziehbar wie möglich ihre Einschätzungen zu begründen.

Einfache Urteile wie: »Da hätten sie mehr konfrontieren müssen!«, »Warum haben Sie nicht mehr die Übertragung gedeutet?«, »Sie müssen Ihre Gegenübertragung viel stärker nutzen.«, »Sie haben die Übertragungsliebe überhaupt nicht thematisiert!«, werden unter den Bedingungen der Pluralität fragwürdig, wenn sie nicht sowohl den Kontext des Prüfers als auch den Kontext des Geprüften berücksichtigen.

Ein Kollege verglich das Kompetenzmodell mit der Mentalisierungstheorie. Implizites Wissen um Qualität explizit zu machen kann Orientierung und Aufklärung geben über das, was die Lehrer in der psychoanalytischen Ausbildung vermitteln wollen, und über das, was die Kandidaten lernen können. »Alles, was es klarer und durchsichtiger macht, was Sie von uns wollen, ist gut«, bemerkte ein Kandidat dazu. *Feed-back*-Prozesse werden dadurch erleichtert, die die Reflexionsfähigkeit beider Seiten erhöhen und möglicherweise Angst und Verunsicherung verringern können.

Ein weiterer Aspekt, der in der Diskussion auftauchte, passt gut dazu. Manche Kompetenzen, mit denen wir uns beschäftigt haben, erfordern offenbar dazu passende Fähigkeiten beim Gegenüber. So kann man von Kandidaten nicht erwarten, dass sie die Fähigkeit entwickeln, mit Kritik und den narzisstischen Spannungen der Ausbildungssituation gut umzugehen, wenn die Fähigkeit ihrer Ausbilder fehlt, Kritik konkret und konstruktiv zu äußern und selbst Dissens, Fragen und Kritik aufnehmen zu können.

Ähnlich intersubjektiv ist die Fähigkeit, die Unvereinbarkeit der drei psychischen Positionen in der Ausbildung (Regression in der Lehranalyse, Lernsituation in den Seminaren und Erwachsensein) in Beruf und Privatleben auszuhalten und damit so produktiv wie möglich umzugehen. Auch diese Fähigkeit kann sich nur entwickeln, wenn die Lehranalytiker dieses Problem sehen, anerkennen und sowohl analytisch wie institutionell lernen, ihrerseits damit umzugehen, dass die Kandidaten Regredierte, Studenten und Erwachsene gleichzeitig sind.

Über die Kompetenzen »fertiger« Analytiker

Es dürfte nicht strittig sein, dass Analytikersein auch nach der Ausbildung lebenslanges Lernen und emotionale Weiterentwicklung erfordert. Interessant war für mich die Erfahrung, dass ausgebildete Analytiker gerne bereit sind, ausführlich über die Kompetenzfragen von Ausbildungskandidaten zu sprechen. Doch sobald das Gespräch auf die Beurteilung der eigenen fachlichen Kompetenz oder auf die Definition fachlicher Maßstäbe kommt, die auch für sie gelten könnten, bekommen viele Kolleginnen und Kollegen ganz schmale Lippen. Manche haben das Bedürfnis, von vornherein klar zu machen, dass das Kompetenzprojekt kein Versuch sein könne, sie festzulegen und ihnen Vorschriften darüber zu machen, wie sie arbeiten sollten. Sie verlieren dann plötzlich alle Freundlichkeit.

Wir kommen damit zu den Affekten. André Green hat in seinem Beitrag über *The illusion of common ground and mythical pluralism* (2005) hervorgehoben, dass die Affekte gerne übergangen werden, obwohl sie bei diesem Thema so heftig hervorbrechen.[14] Green bringt einige Beispiele. Etwa das blutige Duell zwischen Herbert Rosenfeld und Ralph Greenson auf dem IPA Kongress in Paris 1973, in dem Greenson seinen Kontrahenten in Stücke riss, nachdem er nach Supervisionssitzungen mit seinem Gegner heimliche Notizen gemacht hatte, ohne seine Argumente und Entgegenhaltungen mit ihm auszutauschen; oder Greens eigenes Erlebnis am Amsterdamer Kongress 1993. Er war dort offiziell gefragt worden, die Fallpräsentation von Ted Jacobs zu diskutieren. Letzterer grüßte ihn, so verärgert war er, zwei Jahre lang nicht mehr. Wer kann die Bitterkeit der Auseinandersetzungen zwischen Kohut und Kernberg vergessen, fragt Green, die nicht endeten, weil sie zu einer Lösung gekommen wären, sondern weil sich die Kombattanten schließlich aus dem Weg gingen?

Ich vermute, dass diese hohe affektive Aufladung der Kompetenzfragen sich aus verschiedenen Komponenten zusammensetzt. Eine wesentliche dürfte die tiefe persönliche Verankerung von theoretischen und behandlungstechnischen Überzeugungen sein. In einer sehr aufschlussreichen Studie hat

Bernardi (2002, 2004) für die Region des Rio de la Plata (Buenos Aires und Montevideo) untersucht, wie und weshalb Analytiker ihre theoretischen und behandlungstechnischen Vorstellungen verändern (von Klein zu Bion, Winnicott, Meltzer, Kohut, Lacan). Er fand, dass nahezu niemand die Theorien – wie wissenschaftlich üblich – als Hypothesen ansieht, die durch Empirie überprüft und in ihren Argumenten systematisch evaluiert werden – nicht einmal diejenigen, die als Theoretiker öffentlich die Meinung bestimmen. Vielmehr werden die Theorien als interpretative Codes verwendet, die klinisches Material auf neue Art zu entschlüsseln erlauben. Üblicherweise werden bei den persönlich bevorzugten Theorien nur ihre positiven Aspekte betont und die Kritiken weggelassen. Verändert werden sie aufgrund neuer Erfahrungen mit Patienten, eigener persönlicher Krisen und Weiterentwicklungen oder durch die Etablierung neuer Theorien in der fachlichen Öffentlichkeit. Im Verlauf ihrer professionellen Entwicklung erleben die meisten Analytiker, dass sie eine immer größere innere Freiheit im Umgang mit Theorien gewinnen.

Bernardi (2004) schließt daraus, dass die Veränderungen theoretischer und technischer Modelle von Analytikern in hohem Ausmaß durch ihre persönlichen Erfahrungen geprägt sind. Konzeptuelle Argumente sind demgegenüber zweitrangig. Ich finde, manches spricht dafür, dass es in dieser Hinsicht bei uns gar nicht so anders aussieht als am Rio de la Plata. Wenn persönliche Überzeugungen eine so große Rolle spielen, verwundert es nicht, dass Diskussionen darüber viele Gefühle freisetzen und dass der Austausch rationaler Argumente nur in Grenzen gelingt. Bernardi plädiert dafür, mehr Mühe auf die Entwicklung eines *argumentativen Feldes* zu verwenden, das es angesichts dieser Bedingungen ermöglicht, dennoch in einen fundierten Austausch einzutreten.

Man muss aus diesem Befund nicht schließen, dass es um die Wissenschaftlichkeit der Psychoanalyse schlecht bestellt sei. Ich finde, er spricht eher dafür, zu unterscheiden, welchen Status die Theorie in welchem Kontext hat: einmal als Element der wissenschaftlichen und theoretischen Psychoanalyse und des in ihr gefragten Erklärungswissens (Loewald 1988), zum anderen als

Arbeitsmittel der professionellen Praxis in Form des Deutungs- und Veränderungswissens (Körner 1985, 2003).

Die affektive Ladung scheint mir deswegen unausweichlich zu sein, weil die theoretischen und technischen Überzeugungen im Rahmen persönlicher Entwicklungsprozesse und durch Auseinandersetzung, Aufnahme und Abstoßung, durch Identifizierung und Unverträglichkeit mit wichtigen Personen und Theorien allmählich gewachsen sind. Ähnlich wie politische Überzeugungen und grundlegende Lebensorientierungen stehen sie dem Einzelnen nicht einfach so zur Disposition (Tuckett 2007; Will 2008; Poland 2009). Sie bedürfen deshalb, das ist meine Meinung, der Anerkennung und Respektierung. Dies muss uns ja nicht hindern, darüber ins Gespräch zu kommen, und es muss uns auch nicht hindern, einen Diskurs über qualifiziertes Arbeiten zu führen und zu vertiefen. Nur können wir uns von der Erwartung verabschieden, dass dieser Diskurs jemals von irgendeiner Autorität entschieden werden könnte.

5 Drei Türen zum Unbewussten in der analytischen Situation[15]

Die psychoanalytische Praxis steht und fällt mit der Frage, wie weit es gelingt, Zugang zum Unbewussten zu finden. Dieser Zugang ergibt sich keineswegs von selbst. Er bedarf gewisser äußerer Rahmenbedingungen und – auf Seiten des Analytikers – einer Reihe von Grundfertigkeiten, die es ihm ermöglichen, mit dem Patienten in unbewusste Kommunikation zu treten, diese wahrzunehmen, für sich zu konzeptualisieren und mithilfe von Interventionen, insbesondere von Deutungen, zu verbalisieren. Das Wort *Unbewusstes* verwende ich nicht als Bezeichnung für eine geheimnisvolle seelische Substanz. Vielmehr meine ich damit jene psychischen Prozesse, die der bewussten Wahrnehmung beider Beteiligten in der analytischen Situation nicht ohne Weiteres zugänglich sind, sondern die sich verbergen. Die psychoanalytische Technik geht davon aus, dass in der Behandlungsstunde psychisches Material aktiviert wird, das voller affektiver Dynamik ist und sich deswegen unbewusst konstelliert. Den Kontakt zu diesem dynamisch Unbewussten herzustellen, ist das erste Ziel der Behandlung.

Die Entwicklung und der gegenwärtige Stand der psychoanalytischen Praxis sind höchst komplex (Will 2003; Dunn 2003). Gleichwohl lassen sich einige Grundzüge herausarbeiten, über die ein relativer Konsens besteht. Schon zu Zeiten der klassischen Psychoanalyse hatte man begonnen, das praktische Tun und die konkreten Fragen der Behandlungstechnik, die sich im Umgang mit unbewussten Prozessen in den höchst vielfältigen Praxissituationen stellen, theoretisch zu reflektieren und eine *Theorie der Technik* zu entwickeln.[16] In ihr wird versucht, Grundprinzipien und Methoden des psychoanalytischen Arbeitens zu konzeptualisieren. Eine ihrer Grundfragen ist, wie wir – neben allem konkreten Umgang mit Unbewusstem – überhaupt Zugang zu den unbewussten Prozessen in der Stunde finden können.

Mit dieser Frage werden wir uns im Folgenden beschäftigen. Mark Solms (2000) hat bezüglich der unbewussten Prozesse, die sich in uns und unseren Patienten abspielen, zwei ganz unterschiedliche Standpunkte hervorgehoben: eine externe Beobachterperspektive, die »von außen« unbewusste Prozesse objektivierend untersucht und theoretisch konzeptualisiert, wie Freud es mit seiner Krankheitslehre, Entwicklungspsychologie und Metapsychologie initiiert hat. Und eine interne Beobachterperspektive, in der *ein beteiligter Beobachter* Unbewusstes wahrnimmt und sich in Beziehung dazu setzt. Für diese interne Position ist die Berücksichtigung einer Beobachtersubjektivität nicht nur nicht vermeidbar, sondern geradezu ein methodischer Kernpunkt (Brede 2002). In ihr ist die Erforschung unvermeidlich mit subjektivem Erleben, mit emotionaler Begegnung und Beeinflussung verbunden.

Den externen Zugang könnte man mit einem Fenster vergleichen, das zum Blick auf Unbewusstes einlädt. Der Beobachter bleibt dabei getrennt von dem Gegenstand seiner Beobachtung. Der interne Zugang hingegen gleicht einer Tür, die den Eintritt in die Welt des Unbewussten öffnet und unausweichlich zur Begegnung führt. Den Gebrauch dieser Tür oder vielmehr von drei dieser Türen möchte ich hier diskutieren. Aus meiner Sicht bilden sie die wichtigsten Zugänge zum Unbewussten in der psychoanalytischen Praxis heute: das Freud'sche Paar der *freien Assoziation und gleichschwebenden Aufmerksamkeit*, die *Gegenübertragung* und die *Interaktion und Intersubjektivität*. Diese drei Türen – die ersten drei der in Kapitel 3 diskutierten psychoanalytischen Kompetenzen – stehen für die methodischen Zugänge zum Unbewussten, die im Verlauf der letzten hundert Jahre und aufgrund der Erfahrungen in der analytischen Situation konzeptualisiert worden sind. Deshalb gehe ich zunächst auf das ein, was mit der analytischen Situation gemeint ist.

Die analytische Situation: ein Treibhaus der Gefühle

Ferenczi und Rank (1924) hatten als erste die Bedingungen, die den klinischen Kontakt zum Unbewussten ermöglichen, unter dem Begriff der *analytischen Situation* zusammengefasst. Sie warfen die Frage auf, welche Faktoren die Begegnung zwischen Analytiker und Analysand in der Stunde zu einer *Begegnung mit dem Unbewussten* machen können. Heute kennen wir eine ganze Reihe solcher Faktoren: das spezifische Setting, die Häufigkeit der Stunden – je mehr Wochenstunden, desto intensiver der Kontakt zum Unbewussten –, die analytische Haltung, die Methode, die Theorie, die Behandlungstechnik. So sind mit der analytischen Situation zunächst die allgemeinen und gleichbleibenden Bestandteile des analytischen Settings und Verfahrens gemeint (Stone 1961). Ein wesentliches Charakteristikum des internen Zugangs zum Unbewussten ist darüber hinaus jedoch, dass er – anders als der externe Zugang – nur in der Aktion funktioniert, eine performative Angelegenheit ist und sich erst im Vollzug der analytischen Stunde realisieren kann. Dann aber bezeichnet die analytische Situation auch das Geschehen in der Therapiestunde, das durch diese stabilen Elemente gesteuert wird (Moser 2001). Deren Struktur macht bestimmte Formen des Erlebens überhaupt erst möglich, während sie andere ausschließt. Sie ermöglicht beispielsweise das Erleben intensivster Hassgefühle, während sie ausschließt, dass ein Analysand seine Analytikerin tatsächlich körperlich angreift. Die analytische Situation konstelliert sich mit all ihren unbewussten Bestandteilen im gemeinsamen Handeln von Analytiker und Patient.

Ich möchte anhand von Freuds Praxis die analytische Situation vorstellen und mit einem Erlebnis einsetzen, von dem er in seiner »Selbstdarstellung« von 1925 berichtet. Er blickt zurück auf die Zeit, in der er die hypnotische Behandlung aufzugeben begann und in der er die Übertragung entdeckte – den Inbegriff einer unbewusst verlaufenden Begegnung in der analytischen Situation:

»Es hatten sich mir mit zunehmender Erfahrung zwei schwere Bedenken gegen die Anwendung der Hypnose selbst im

Dienste der Katharsis ergeben. Das erste war, dass selbst die schönsten Resultate plötzlich wie weggewischt waren, wenn sich das persönliche Verhältnis zum Patienten getrübt hatte. Sie stellten sich zwar wieder her, wenn man den Weg zur Versöhnung fand, aber man wurde belehrt, dass die persönliche affektive Beziehung doch mächtiger war als alle kathartische Arbeit, und gerade dieses Moment entzog sich der Beherrschung. Sodann machte ich eines Tages eine Erfahrung, die mir in grellem Lichte zeigte, was ich längst vermutet hatte. Als ich einmal eine meiner gefügigsten Patientinnen, bei der die Hypnose die merkwürdigsten Kunststücke ermöglicht hatte, durch die Zurückführung ihres Schmerzanfalles auf seine Veranlassung von ihrem Leiden befreite, schlug sie beim Erwachen ihre Arme um meinen Hals. Der unvermutete Eintritt einer dienenden Person enthob uns einer peinlichen Auseinandersetzung, aber wir verzichteten von da an in stillschweigender Übereinkunft auf die Fortsetzung der hypnotischen Behandlung. Ich war nüchtern genug, diesen Zufall nicht auf die Rechnung meiner persönlichen Unwiderstehlichkeit zu setzen und meinte, jetzt die Natur des mystischen Elements, welches hinter der Hypnose wirkte, erfasst zu haben. Um es auszuschalten oder wenigstens zu isolieren, musste ich die Hypnose aufgeben« (Freud 1925d, S. 52).

Wir sehen, wie Freud sich in diesem Text eher als einen distanzierten Beobachter darstellt denn als persönlich Beteiligten an einer Begegnung, in der das Unbewusste ihn und seine Patientin gleichsam überfiel. Er versuchte, die Situation zu beherrschen und nüchtern zu bleiben. Gleichwohl weisen Formulierungen wie »in grellem Licht« und »peinliche Auseinandersetzung« darauf hin, dass auch er etwas von der starken affektiven Komponente der Situation wahrgenommen hat, dass sie ihn vielleicht sogar ergriffen hat. Jedenfalls kann ich mir kaum vorstellen, dass er sich nicht hereingezogen gefühlt hat in die *persönliche affektive Beziehung* – so definiert er hier die Übertragung – der Patientin zu ihm, zumindest in dem Moment, als sich ihre Arme um seinen Hals schlangen.

Er zeigt hier, dass er mit seiner Gegenübertragung, also mit seiner eigenen affektiven Reaktion auf den Überschwang der Patientin, noch nicht klinisch produktiv umgehen konnte, sondern dass ihm die Distanzierung dazu verhalf, seine eigenen Gefühle niederzuhalten. Erst Jahrzehnte später wird eine jüngere Generation von Analytikerinnen (Paula Heimann, Annie Reich, Margaret Little – s. u.) das Arbeiten mit der Gegenübertragung als eine wesentliche Methode erobern, mit dem Unbewussten in Kontakt zu kommen.

Freud seinerseits entwickelte aus dieser Erfahrung ein therapeutisches und ein wissenschaftliches Programm. Das therapeutische Programm entstand aus seinem anfänglichen Versuch, die Auswirkungen der Übertragung möglichst auszuschalten. Nachdem er damit gescheitert war, begann er die Ahnung zu entwickeln, er könnte gerade aus dieser Störung seiner therapeutischen Arbeit ein wesentliches Instrument zur Vertiefung der Arbeit gewinnen. Dies war der Anstoß dafür, eine Behandlungstechnik zu entwickeln, mit deren Hilfe er die Übertragungsmanifestationen produktiv nutzen konnte.

Sein wissenschaftliches Programm deutet Freud in diesem Text schon an: das mystisch erscheinende Element, dessen er ansichtig wurde und das er nicht ausschalten konnte, nun zumindest zu isolieren, und das heißt: möglichst klar darzustellen und zur Anschauung zu bringen, um seine Natur aufzuklären. Hier erkennen wir bis in die Wortwahl hinein Freud den Forscher wieder, der Jahre im Labor hinter dem Mikroskop zugebracht hatte, Nervenzellen präparierte und isolierte, Färbemethoden entwickelte, um ihre Strukturen darzustellen, und lange Versuchsreihen an Aal, Neunauge, Flusskrebs und anderem Material anlegte. Freud sah die analytischen Stunden mit seinen Patienten in dieser Hinsicht vermutlich als Versuchsreihen an, wie eine Aneinanderreihung von Experimentalsituationen, in denen er klinische Erfahrung sammeln und auswerten konnte.

Die Patienten kamen in der Regel täglich zur analytischen Stunde in seine Praxis. Die ärztliche Visite bei den schwerkranken Hysterika seiner Frühzeit hatte ihm als Modell dafür gedient. Die Stunden fanden von Montag bis Samstag oft zur selben Zeit statt. Die Patientin X kam dann beispielsweise täglich um 10 Uhr zu ihrer Analysestunde. Soziologische Untersuchungen über die Entstehung der Psychotherapie als Behandlungsmethode (de Swaan 1977; Schröter 2001) heben hervor, dass Freud als erster in der Geschichte der Medizin und Psychologie eine derart systematische ambulante Psychotherapie mit einem klaren Rahmen etabliert hat.

Er legte Wert darauf, alle Variablen, die den Rahmen der Therapiestunden abgaben, so konstant wie möglich zu halten, was damals vollkommen unüblich war. So legte er Zeit, Ort, Bezahlung und Beziehungsform fest und veränderte sie nicht; alle Störungen von außen wurden nach Möglichkeit ausgeschaltet. Es entstand eine Konstanz des Rahmens, die der naturwissenschaftlichen Experimentiersituation nahekam. Dadurch etablierte sich zwischen den beiden Beteiligten täglich neu so etwas wie eine *soziale Null-Situation* (de Swaan 1977). Ich glaube, dass erst diese Situation, in der die einzelnen Stunden wie in einer Experimentalreihe aufeinander folgten und Freud die Möglichkeit gaben, unter äußerlich konstanten Bedingungen die Manifestationen des Unbewussten erleben, beobachten, voneinander isolieren, sie vergleichen und untersuchen zu können, dass erst diese Situation seine Entdeckungen ermöglicht hat.

»Ich gab also die Hypnose auf und behielt von ihr nur die Lagerung des Patienten auf einem Ruhebette bei, hinter dem ich saß, so dass ich ihn sah, aber nicht selbst gesehen wurde« (Freud 1925d, S. 53). Freud konstituierte mit der analytischen Situation eine vollkommen neuartige Beziehungsform, deren Tiefendimension er nicht im Entferntesten ausloten konnte und mit deren Folgen wir uns bis heute auseinandersetzen. In welchem Ausmaß er seine Patienten durch diese Situation zur Regression einlud, welch hohe emotionale Intensität er mit der täglichen Stunde induzierte, wie groß der Auftrieb des Unbewussten dadurch wurde, wie heiß die Übertragungsgefühle wurden, das hatte zunächst nicht in seiner Absicht gelegen. Er errichtete mit der analytischen Situation in einem Nebeneffekt ein Treibhaus der Gefühle und musste nun damit zurechtkommen, mit ihrer Intensität umgehen lernen und selbst möglichst kühl die Hitze dieses Treibhauses durchstehen.

Ich hebe hier das experimentell-wissenschaftliche Interesse Freuds hervor, weil es ihm dazu verholfen hat, die stabilen Elemente der analytischen Situation zu entwickeln, an ihnen festzuhalten und seine Schüler von ihrer Bedeutung zu überzeugen.

Lange Zeit ist jedoch übersehen worden, in welchem Ausmaß Freud das Gewicht dieser äußeren Regulierungen durch ein Gegengewicht austariert hat: Er pflegte die Beziehung zu seinen Patienten mit vielerlei sehr menschlichen Maßnahmen, er regulierte ihre Übertragung ausgesprochen aktiv und er entwickelte neben der Deutungskunst so etwas wie eine analytische Beziehungskunst (Will 2003, Kap. 4), ohne sie jedoch konzeptuell auszuarbeiten.

Neben seinen Anfängen in der experimentellen Wissenschaft des Labors und den Anforderungen seiner nervenärztlichen Praxis hatten die damalige Hysterietheorie und Hypnosetechnik einen eminenten Einfluss gehabt. Freud hatte während seines Studienaufenthaltes in Paris von Charcot gelernt, dass es möglich wäre, die Hypnose als Forschungsinstrument einzusetzen und mithilfe der hypnotischen Behandlung die Hysterie an den Patientinnen selbst zu untersuchen. Zugleich hatte er bei Bernheim gesehen, wie das Wort – die Suggestion des Arztes – zum wesentlichen therapeutischen Agens werden konnte. Mayer (2002) hat herausgearbeitet, wie Freud versucht hatte, in seiner Wiener Praxis ein Äquivalent zum Hypnose-Labor aufzubauen, wie er damit scheiterte, wie sein Scheitern jedoch insofern produktiv wurde, als es zur Genese des psychoanalytischen Settings mit seiner neuartigen sozialen und epistemischen Konfiguration führte.

Freud löste das Unbewusste aus dem Demonstrationszwang der Universitätsklinik, in der die Macht unbewusster Prozesse an dem Patientenkörper der Hysterika öffentlich demonstriert wurde. Sein Geniestreich bestand darin, den Umgang mit dem Unbewussten in den intimen Raum der Arzt-Patient-Beziehung und deren kleinen Wortverkehr zu verlegen. Er verwandelte den hypnotischen Raum des Sichtbaren in einen Hörraum, in dem nur das Wort herrschen sollte. In der Verwendung der Sprache musste er nun eine Methode entwickeln, die den Zugang zum Unbewussten nicht verstellte, sondern öffnete – ein ebenfalls nicht selbstverständliches Projekt, da der Diskurs des Arztes mit seinen Patienten in der Regel von der Wahrnehmung unbewusster Regungen weg zu führen pflegte – und pflegt – und keineswegs zu ihnen hin.

Die freie Assoziation und das Freud'sche Paar

Indem Freud die Methode der freien Assoziation entwickelte, öffnete er die erste Tür zum Unbewussten in der analytischen Situation. Er konstituierte damit den Raum des Unbewussten in der Behandlungsstunde als einen *Sprech- und Hörraum*. Im zweiten Kapitel der *Traumdeutung* hatte er die Methode der kritiklosen Selbstbeobachtung und des Aussprechens anscheinend »freisteigender« Einfälle als zentrales Hilfsmittel der analytischen Arbeit eingeführt. Er selbst wies darauf hin, dass er diese Art des Denkens nicht neu erfunden, sie jedoch neu als psychotherapeutische Methode eingeführt hatte, und zitierte aus einem Brief Friedrich Schillers von 1788. Dessen Dichterfreund Körner hatte sich bei ihm über seine mangelnde Produktivität beklagt. Schiller antwortete: »Der Grund deiner Klage liegt, wie mir scheint, in dem Zwange, den dein Verstand deiner Imagination auflegt. [...] Es scheint nicht gut und dem Schöpfungswerke der Seele nachteilig zu sein, wenn der Verstand die zuströmenden Ideen, gleichsam an den Toren schon, zu scharf mustert. Eine Idee kann, isoliert betrachtet, sehr unbeträchtlich und sehr abenteuerlich sein, aber vielleicht wird sie durch eine, die nach ihr kommt, wichtig, vielleicht kann sie in einer gewissen Verbindung mit anderen, die vielleicht ebenso abgeschmackt scheinen, ein sehr zweckmäßiges Glied abgeben: – Alles das kann der Verstand nicht beurteilen, wenn er sie nicht so lange festhält, bis er sie in Verbindung mit diesen anderen angeschaut hat. Bei einem schöpferischen Kopfe hingegen, deucht mir, hat der Verstand seine Wache von den Toren zurückgezogen, die Ideen stürzen *pele-mele* herein, und alsdann erst übersieht und mustert er den großen Haufen. – Ihr Herren Kritiker, und wie Ihr Euch sonst nennt, schämt und fürchtet Euch vor dem augenblicklichen, vorübergehenden Wahnwitze, der sich bei allen eigenen Schöpfern findet. [...] Daher Eure Klage der Unfruchtbarkeit, weil Ihr zu früh verwerft und zu strenge sondert« (zit. nach Freud 1900, 2. Aufl. 1909, S. 107f).

Genau genommen hatte Freud die freie Assoziation schon in den *Studien über Hysterie* als Behandlungsmethode eingeführt. Wir wissen heute, dass er damit die unterschiedlichsten ideengeschichtlichen Traditionen zusammengebracht hat, unter anderem jene aus der Erfahrungsseelenkunde des 18. Jahrhunderts, die Schiller hier aufnimmt. Dass Freud aus diesen Traditionen ein praktisches Verfahren entwickelt hat, das den Zugang zu unbewusstem Material in der Stunde ermöglicht, sehen viele Autoren als eine seiner wichtigsten Innovationen an (z. B. Kris 1987; Bollas 1999). Während heute die von Freud hochgehaltene Möglichkeit »objektiven« Erkenntnisgewinns durch die assoziative Methode aus wissenschaftstheoretischen Gründen skeptisch eingeschätzt wird, ist ihre *klinische Relevanz* in der gegenwärtigen Psychoanalyse weitgehend unumstritten (Hölzer 2000).

Als Karl Abraham als einer der Ersten in Berlin begann, psychoanalytisch mit Patienten zu arbeiten, fragte er Freud brieflich um Rat in schwierigen Behandlungssituationen. Freud antwortete ihm: »Ich schreibe Ihnen eilig, formlos, unpersönlich, damit Sie meine technischen Auskünfte möglichst bald verwerten können. [...] Hauptregeln: 1. ›Zeit lassen‹, wie der Salzburger Wahlspruch lautet. Seelische Veränderungen vollziehen sich nie rasch außer in Revolutionen (Psychosen). Nach zwei Stunden schon unzufrieden. Dass man nicht alles weiß! 2. Problem, wie finde ich weiter, darf es nicht geben. Der Patient zeigt den Weg, indem er in strenger Befolgung der Eingangsregel (Alles zu sagen, was ihm einfällt) seine jeweilige psychische Oberfläche zeigt« (Freud an Abraham 9.1.1908, in: Abraham und Freud 1965, S. 33f).

Freuds behandlungstechnische Hauptregeln *Zeit lassen* und *Der Patient zeigt den Weg* sind meiner Ansicht nach heute genauso gültig und wichtig wie vor hundert Jahren. Wir sehen, dass die Grundregel, alles zu sagen, was einem einfällt, zu den elementaren Bestandteilen seiner Behandlungspraxis gehörte. In seinen Auskünften an Abraham schwingt die Frage mit, welche Haltung des Analytikers gegenüber den Produktionen des Patienten günstig und förderlich sei. Geduld ist impliziert; Abwarten können; die Fähigkeit, Nicht-Wissen auszuhalten und mit den Beobachtungen an der »psychischen Oberfläche« des Patienten, d. h. an den Einfällen und Gedanken zu beginnen, die man wahrnimmt. Es konnte nicht ausbleiben, dass diese besondere Form des Zuhörens früher oder später als komplementäre Aktivität des Analytikers, als notwendiges Gegenstück zur freien Assoziation des Patienten in den Blickpunkt rückte. Freud prägte 1912 den Begriff der *gleichschwebenden Aufmerksamkeit*. Seine zentrale Empfehlung war, angesichts all der unzähligen Namen, Daten, Einzelheiten der Erinnerung, Einfälle und Krankheitsproduktionen während der Kur keine besondere Anstrengung an den Tag zu legen und keine Hilfsmittel einzusetzen, um Aufmerksamkeit und Gedächtnis zu unterstützen, sondern im Gegenteil einfach *sich nichts besonders merken zu wollen*. Er betonte die Gefahr der Verfälschung und der selektiven Wahrnehmung beim Zuhören, wenn man die Aufmerksamkeit entsprechend eigener Erwartungen, Neigungen, Theorien oder therapeutischer Ziele anspanne. »Man halte alle bewussten Einwirkungen von seiner Merkfähigkeit ferne und überlasse sich völlig seinem ›unbewussten Gedächtnisse‹, oder rein technisch ausgedrückt: Man höre zu und kümmere sich nicht darum, ob man sich etwas merke« (Freud 1912e, S. 378). So gelinge es, dem gebenden Unbewussten des Kranken sein eigenes Unbewusstes als empfangendes Organ zuzuwenden. Jene Fälle entwickeln sich, so gibt er seine Erfahrung wieder, am besten, bei denen man wie absichtslos verfährt, sich von jeder Wendung überraschen lässt, und denen man immer wieder unbefangen und voraussetzungslos entgegentritt.

Den analytischen Zuhörer konzeptualisiert Freud hier wie anderswo als einen objektiven und externen Beobachter der psychischen Produktionen seiner Patienten. Doch es wurde bald deutlich, dass die analytische Situation viel komplexer ist. Heute teilen nahezu alle analytisch Tätigen die Ansicht, dass die Gedanken und Einfälle ihrer Patienten ebenso wie die eigenen Wahrnehmungen eingewoben sind in ein intersubjektives Feld, das seine Matrix in der aktuellen Beziehung hat und in den Übertragungsmanifestationen der analytischen Situation.

Es ist deshalb ausgesprochen zutreffend, wenn Christopher Bollas (2006) die analytische Begegnung, in der die eine Person frei (oder halbwegs frei) assoziiert und die andere einigermaßen gleichschwebend zuhört, das *Freud'sche Paar* genannt hat. Paar deswegen, weil beide Beteiligten in dieser Tätigkeit aufeinander bezogen sind, und Freud'sches deswegen, weil Freud es war, der mit der Korrespondenz beider Methoden die erste Tür zum Unbewussten in der analytischen Situation geöffnet hat.

Bollas (1999, Kap. 6) hat versucht, die spezifische Beziehungsform zwischen Analytiker und Analysand herauszuarbeiten, wenn beide als *Freud'sches Paar* mit freiem Assoziieren und gleichschwebender Aufmerksamkeit beschäftigt sind. Beide sind währenddessen »bei sich« oder »irgendwo anders«. Sie verlassen die konkrete Objektbeziehung. Der Patient bezieht sich während des freien Assoziierens nicht direkt auf den Analytiker, er verwendet ihn vielmehr als eine mentale Funktion, die jener der Umwelt-Mutter Winnicotts vergleichbar ist; so erschafft er sich selbst in der Gegenwart des Anderen.

Der Analytiker wiederum ist damit beschäftigt, »alles zu Beobachtende mit gleicher Aufmerksamkeit hinzunehmen« und sein Urteil in der Schwebe zu lassen (Freud 1909b, S. 258), also die synthetische Funktion seines Ichs auszusetzen. Er ermöglicht mit seiner gleichschwebenden Aufmerksamkeit dem Patienten den tieferen Kontakt zu sich selbst und zu seiner eigenen unbewussten Emotionalität. In dieser Situation lässt sich die Übertragung mit Bollas als eine *unbewusste Kommunikation* beider Beteiligten charakterisieren.

Das Unbewusste, so formuliert es Bollas, ist schwanger mit Bedeutungen. Auf dem Weg der offen gelassenen unbewussten Kommunikation wird es möglich, Bedeutungen aus dem Unbewussten zu empfangen. »Free association unbinds meaning« – was Laplanche als die Anti-Hermeneutik der Psychoanalyse feiert – »while interpretation creates and binds meaning« (Bollas 1999, S. 70). Die unbewusste Kommunikation des Freud'schen Paares ist eine Form der Übertragungsbeziehung, die sich nur dann entfalten kann, wenn ihr Raum gelassen wird, und die ein Zustand *vor* allem Deuten ist.

Die Fähigkeit zur gleichschwebenden Aufmerksamkeit

Die gleichschwebende Aufmerksamkeit schwebt nach einem Wort Helmut Thomäs nur solange, bis sie sich irgendwo niederlässt (Thomä & Kächele 1985, S. 247). In der psychoanalytischen Diskussion war immer umstritten, wie weit die intuitiv bis mystisch verstandene unbewusste Kommunikation reicht und wann sich synthetische Denktätigkeit, vorbewusste oder bewusste Theorieelemente und interpretative Tätigkeit des Analytikers einmischen sollten bzw. unvermeidlicherweise einmischen. Zur Illustration bringe ich ein Beispiel aus dem *Buch vom Es* von Georg Groddeck, dem Meisterassoziierer.

»Ich kenne ein Mittel, die verborgene Gesinnung eines Menschen gegen mich, wie sie im Augenblick da ist, ans Tageslicht zu ziehen, und weil Sie ein artig liebes Weibchen sind und Humor genug besitzen, um es ohne Verdrießlichkeit zu verwenden, will ich es Ihnen verraten. Fragen Sie den, dessen Herz Sie kennenlernen möchten, nach einem Schimpfwort. Und wenn er, wie zu erwarten steht, ›Gans‹ sagt, dürfen Sie es auf sich beziehen und ohne Ärger feststellen, dass Sie ihm zu viel schnattern. Aber vergessen Sie nicht, dass Gans gebraten gut schmeckt, dass es also ebenso gut ein Kompliment wie eine Beschimpfung sein kann.

Nun, ich habe bei passender Gelegenheit meinen Kranken auch nach einem Schimpfwort gefragt, und es kam, prompt, wie ich es erwartet hatte, das Wort ›Ochse‹. Damit wäre ja die Frage gelöst: Mein junger Freund hält mich für dumm, für horndumm. Aber das kann eine Empfindung des Augenblicks bei ihm sein, die – so hoffe ich – vorübergehen wird. Was mich an dem Wort interessiert, ist etwas anderes. Wie inmitten der Dunkelheit ein aufzuckendes Licht erhellt es für einen Augenblick die Finsternis der Erkrankung. Der Ochse ist kastriert. Wenn ich, wie sich das für den wohlanständigen Arzt geziemt, den bösartigen Hohn überhöre, der mich zum Eunuchen degradiert, finde ich in dem Wort Ochse eine neue Erklärung für die Angst meines Patienten, ja, es bringt mich sogar der allgemeingültigen Lösung einer überaus wichtigen Frage näher, die wir in unserem seltsamen Medizinerdeutsch ›Kastrationskomplex‹ nennen« (Groddeck 1923, S. 96f).

Groddeck gehört zu den Analytikern, die sich ausschließlich auf die Sprache des Praktikers, d. h. des internen beteiligten Beobachters unbewusster Prozesse konzentriert haben, was ihm oftmals die Kritik eingebracht hat, unwissenschaftlich zu sein (Will 1987). Von Freuds Praxis der freien Assoziation wich er ab, weil er die Assoziation sehr schnell aktiv beeinflusste, etwa durch Fragen, eigene Einfälle oder Kommentare, wie an diesem Beispiel unschwer zu erkennen ist. Gleichwohl verkörpert er das Freie daran in besonderer Weise und auch den Spaß, den das Spiel mit dem Unbewussten bereiten kann.

Was bei ihm innerhalb weniger Minuten geschieht: Konstellation der Übertragungsbeziehung, Fragen des Patienten nach einem Schimpfwort, Aufnehmen des Einfalls *Ochse*, Wahrnehmung eigener auf *Ochse* reagierender Einfälle (dumm sei er, und ein Eunuch dazu), deren vorurteilsfreie Verarbeitung (Groddeck zeigt sich nicht beleidigt), schließlich das Auftauchen eines bedeutsamen Theoriekomplexes (Kastration), diesen Vorgängen wird in der Regel in der analytischen Stunde viel mehr Zeit gelassen.

Die Prozesse im Analytiker sind dann charakterisiert von einem oszillierenden Wechselspiel zwischen absichtslosem Aufnehmen innerer wie äußerer Wahrnehmungen, gezielter Erinnerung an das, was wir über den Patienten wissen, und bewusster Überlegung. Ich meine, dass der alte Streit, ob entweder intuitives Zuhören *Mit dem dritten Ohr* (Reik) oder aber logisches Nachdenken (Fenichel), heute nicht mehr in dieser Weise ausgefochten werden muss. Beides muss stattfinden; wir wissen zu viel darüber, wie komplex die affektiv-kognitiven Prozesse sind, die im Analytiker ablaufen (König 2000; Zwiebel 2007). Im Verlauf der Stunde, oft nach etwa zwanzig bis dreißig Minuten, weicht die gleichschwebende Aufmerksamkeit entgegengesetzten Anforderungen: fokussierender Aufmerksamkeit, Hypothesenbildung und -prüfung, Validierung von Gegenübertragungsgefühlen an anderen Hinweisen, allgemeinen Prozessen des Erinnerns, Vergleichens, Prüfens und Urteilens, bis sich im Analytiker (wenn es gut geht) klärt, was das heiße Thema der heutigen Stunde ist

– *the point of urgency* – und was den Fokus des Deutens und Durcharbeitens bilden soll.

Die Arbeiten Wilfred Bions (vgl. König 2000) finde ich besonders anregend zum Verständnis dessen, was wir heute, über Freud hinausgehend, mit dem Konzept der gleichschwebenden Aufmerksamkeit verbinden können. Mit seinen Formulierungen von der träumerischen Gelöstheit des Analytikers in der Stunde (*reverie*), von dem *unbewussten Denken*, von dem Ausgangspunkt der analytischen Haltung gegenüber dem Patienten *without memory and desire* und von dem aufmerksamen Abwarten, bis in der Stunde die ausgewählte Tatsache (*selected fact*) als Kernpunkt des Verstehens aus dem unbewussten Erleben her auftaucht, genau damit führt Bion den Geist der Freud'schen Entdeckung fort, um den es mir hier geht.

Die klinische Erfahrung lässt vermuten, dass Bions *reverie* auf eine andere Dimension unbewusster Erfahrung des Patienten fokussiert als Freuds gleichschwebende Aufmerksamkeit (Grabska 2000). Während die gleichschwebende Aufmerksamkeit einen Zugang eröffnet zu bereits symbolisiertem, jedoch verdrängtem Material, das mit differenzierten Selbst- und Objektrepräsentanzen verbunden ist, richtet sich Bions träumendes Zuhören auf eine archaischere Dimension psychischen Erlebens. Es greift emotionale Erfahrungen auf, die noch nicht symbolisiert und kaum mental repräsentiert sind und eröffnet die Möglichkeit, diesen Erfahrungen mithilfe des aktuellen Selbst- und Objekterlebens eine Fassung zu geben.

Ich möchte nicht verschweigen, dass die Angeln jener Tür zum Unbewussten, die wir gerade betrachtet haben, derzeit bei vielen Analytikern verrostet sind. Die Tür hängt schief in ihrem Rahmen und ächzt, wenn sie geöffnet werden soll. Viele haben sich angewöhnt, den Raum des Unbewussten durch die beiden anderen Türen zu betreten, die wir noch betrachten werden, und die freie Assoziation mit der gleichschwebenden Aufmerksamkeit als Zugangsweg kaum zu nutzen. Dies ist oft verbunden mit einer Technik, die aktiv auf die Analyse der Übertragung fokussiert und die gern häufige und schnelle Übertragungsdeutungen im Hier und Jetzt verwendet. Sie lässt weder dem Patienten noch dem Therapeuten genügend Zeit, um in der Stunde den Prozess des Assoziierens und Zuhörens sich entfalten zu lassen. Ich bin mit Bollas (2006) der Meinung, dass ein solches Fokussieren psychoanalytischen Arbeitens auf die Deutung der aktuellen Übertragungsbeziehung das Freud'sche Paar vernachlässigt, die Wahrnehmungsfähigkeit einengt, den analytischen Raum zu strangulieren droht und von der Kreativität wegführt, die aus dem Unbewussten aufzutauchen vermag.

Eine wichtige Erweiterung der freien Assoziation und des Freud'schen Paares vertritt Antonino Ferro, indem er das Erzählen von Geschichten als Form der freien Assoziation auffasst (Ferro 2008 und in nahezu allen seiner Veröffentlichungen). Er ermuntert durch seine Haltung die Patienten zur Narration und lehrt die Analytiker, in den Geschichten, die die Stunde füllen, Anspielungen auf das gerade aktuelle unbewusste Thema aufzuspüren. Um das Erzählen als Träger unbewusster Mitteilungen hervorzulocken, verwendet er gerne »ungesättigte« Deutungen, die nicht festlegen, sondern anregen.

Die Fähigkeit, mit der Gegenübertragung zu arbeiten

Es hat mehr als fünf Jahrzehnte gebraucht, bis die Gegenübertragung sich als psychoanalytische Arbeitsmethode durchsetzen konnte. Dies zeigt meiner Ansicht nach deutlich, welche Ängste die Analytiker zunächst überwinden mussten, bis sie lernten, sich ihren eigenen affektiven Reaktionen in der Stunde zu überlassen, sie in sich anwachsen zu lassen und aus diesem Erleben heraus Schlüsse über das aktuelle unbewusste Geschehen zu ziehen. Als die Arme der Dame sich um seinen Hals schlangen, wurde Freud, wie er erzählt, gerettet durch den unvermuteten Eintritt einer dienenden Person in das Privatgemach seiner Hypnose-Patientin (s. o.). Der feine Witz, mit dem er diese Geschichte berichtet, zeigt, wie er die Situation durch seine Technik der Leidenschaftslosigkeit bewältigte. Die kardinale Frage, wie seine eigene affektive Reaktion beschaffen war und was sie bedeuten mochte, kann er noch nicht aufgreifen.

Ich fokussiere hier auf die Gegenübertragung als Methode, Emotionales in der analytischen Situation wahrzunehmen und damit zu arbeiten. Nach dem Freud'schen Paar ist die Gegenübertragung – genauer gesagt: das Wahrnehmen und Nutzen der Gegenübertragung – die zweite große Entdeckung der klinischen Psychoanalyse in ihrer Suche nach einem Zugang zum lebendigen Unbewussten. Sie definiert den Raum des Unbewussten als einen *Emotionsraum*.

Bekanntlich hatte Freud den Terminus der Gegenübertragung geprägt und definierte sie als »den Einfluss des Patienten auf das unbewusste Fühlen des Arztes« (Freud 1910d, S. 108). Seine Empfehlung war, diese Gegenübertragung zu erkennen, zu bewältigen und niederzuhalten. Er konnte keinen positiven Gebrauch von ihr machen, sondern schätzte sie als Störung ein, die überwunden werden musste – nicht ganz verwunderlich, wenn wir berücksichtigen, dass es in den frühen Beispielen der Gegenübertragung regelmäßig um die Übertragungsliebe ging und um die Versuchung der Analytiker, auf die Liebesangebote ihrer Patientinnen real einzugehen und sich in Affären zu verstricken (Krutzenbichler & Essers 1991), was sowohl die Behandlungen als auch den öffentlichen Ruf der Psychoanalyse zu zerstören drohte. Wie bei der Übertragung sehen wir hier wiederum, wie eine unbewusste Dynamik durch die analytische Situation freigesetzt wurde, die von den Analytikern als gefährlich erlebt und zunächst abgewehrt werden musste, bevor man Wege fand, diese Dynamik als eine wesentliche Bereicherung des analytischen Prozesses aufzufassen und sie behandlungstechnisch zu nutzen.

In den Protokollen der Wiener Psychoanalytischen Vereinigung ist festgehalten, welche Worte Freud 1910 fand, um seinen Mitstreitern die rechte Niederhaltung der Gegenübertragung nahezulegen: »Während der Patient sich an den Arzt hängt, unterliegt ja der Arzt einem ähnlichen Prozess, der Gegenübertragung. Diese Gegenübertragung muss vom Arzt vollständig überwunden werden; das allein macht ihn psychoanalytisch mächtig. Das macht ihn zum vollkommen kühlen Objekt, um das der andere liebend sich bewerben muss« (Nunberg & Federn 1967, S. 407).

Vor allem die ungarischen Analytiker der ersten Stunde – Ferenczi, Kovacs, die Balints – fanden anders als Freud einen wesentlich feinfühligeren Zugang zu ihren emotionalen Reaktionen in der Gegenübertragung. Doch konnten sie sich damit keineswegs durchsetzen, sondern wurden ins Abseits gedrängt. Eine zunehmend auf Distanz bauende Ich-Psychologie setzte sich durch, die mit einer Haltung von Neutralität, Objektivität und Abstinenz ihr defensiv orientiertes Ideal schuf (Will 2003, Kap.1). Erst die kurze Arbeit der Londonerin Paula Heimann aus dem Jahr 1950 *On Counter-Transference* markiert einen Wendepunkt hin zur Gegenübertragung. Ihr folgten Annie Reich, Margaret Little, Heinrich Racker und viele andere Autoren oder vielmehr zumeist: Autorinnen. Im Verlauf der nächsten Jahrzehnte wurde die Nutzung der Gegenübertragung als zentrale Arbeitsmethode allgemein anerkannt. Heute bezeichnet man mit diesem Terminus in der Regel die Gesamtheit der emotionalen Reaktionen des Analytikers auf die Person des Analysanden und ganz besonders auf dessen Übertragungen.[17]

Heimann gebührt das Verdienst, die emotionale Antwort der Gegenübertragung als Forschungsinstrument für die unbewussten Prozesse des Patienten eingeführt zu haben. Ich möchte dies illustrieren anhand des Stundenmaterials, das sie in ihrer Arbeit von 1950 wiedergibt.

Sie berichtet von einem Mann in den Vierzigern, der in der dritten Woche seiner Analyse bei ihr verkündete, er werde eine Frau heiraten, die er erst kurze Zeit zuvor kennengelernt hatte. Heimann wunderte sich nicht über dieses Vorhaben; sie war vertraut mit einem derart durchsichtigen Versuch des Unbewussten, die Analyse zu umgehen und die neu andrängenden Übertragungskonflikte auszuagieren, anstatt sie in der Beziehung zur Analytikerin zu erleben und durchzuarbeiten. Sie hatte viele Gründe, die Weisheit seiner Absicht zu bezweifeln und seiner Wahl zu misstrauen, war aber zuversichtlich, daran mit ihm arbeiten zu können.

Sie wurde jedoch zunehmend irritiert, als sie beobachtete, dass sie mit einem darüber hinausgehenden Gefühl von Sorge und Beunruhigung reagierte. In seinen weiteren Assoziationen beschrieb er die Freundin und sagte, sie habe einen harten Weg (*a rough passage*) hinter sich. »Diese Worte speziell blieben bei mir hängen und verstärkten meine Befürchtungen. Es dämmerte mir, dass er sich genau deshalb zu ihr hingezogen fühlte, weil sie einen harten Weg gehabt hatte. Aber ich empfand, dass ich die Situation noch nicht klar genug verstand«.

Kurz darauf erzählte er einen Traum, in dem er ein sehr gutes gebrauchtes Auto vom Festland gekauft hatte, das jedoch demoliert war. Er wollte es reparieren, doch eine andere Person im Traum widersprach seinem Vorhaben.

»Mit Hilfe dieses Traumes verstand ich«, so Heimann, »was ich vorher nur gefühlt hatte als eine Empfindung von Sorge und Beunruhigung«. Als der Patient die weiteren Einzelheiten des Autos beschrieb, kam er selbst plötzlich auf die Idee, dass es seine Analytikerin repräsentierte. Er berichtete, dass er die Vorstellung hatte, Heimann selbst sei ein Flüchtling vom europäischen Festland, aus Nazi-Deutschland, und sei durch ihre *rough passage* über die Grenze demoliert wie das Auto. Er hatte sie als seine Analytikerin »gekauft« wie das Auto und verspürte offenbar den Impuls, sie zu »reparieren«, d. h. sie gut zu behandeln und dadurch den Schaden wieder gut zu machen, den sie erlitten hatte.

Heimann beschreibt nun, was sie als tieferen dynamischen Konflikt im Unbewussten des Patienten erkannte, nämlich ein mächtiges sadomasochistisches Beziehungsmuster und einen zentralen Konflikt zwischen Destruktivität und Schuld. In dem unbewussten Impuls, der darauf zielte, die Analyse zu depotenzieren und die Analytikerin als eine Verletzte darzustellen, realisierten sich die sadistischen Tendenzen des Patienten; in dem Impuls der Wiedergutmachung zeigte sein Unbewusstes eine masochistische Haltung, weil er eine in seinen Augen demolierte Analytikerin ausgesucht hatte und sie zu reparieren versuchte, anstatt sich eine heile und gesunde zu suchen, die sein Bedürfnis nach Sicherheit und Glück in der analytischen Beziehung befriedigen könnte.

Unbewusst, sagt Heimann, hatte sie mit ihrer Gegenübertragung unmittelbar den Ernst der Situation begriffen: durch ihr auffälliges Gefühl von Sorge und Beunruhigung und durch die Worte von der *rough passage*, die sie nicht losließen. Doch ihr bewusstes Verstehen hinkte hinterher, so dass sie erst später in der Stunde die Botschaft und den Hilfeschrei des Patienten entziffern konnte, als mehr Material aufgetaucht war (Heimann 1950, S. 182f).

In jeder analytischen Stunde taucht unendlich viel Material auf und es ist eine wesentliche Aufgabe des Analytikers, dasjenige auszuwählen und auf das einzugehen, was ihm als relevant erscheint. Was ist der Dringlichkeitspunkt, was der heiße Konflikt, was die aktuelle Angst in dieser Stunde? Wie kann man sie finden? Kaltes unbewusstes Material zeigt sich in jeder Stunde im Überfluss, es bleibt jedoch irrelevant. Heimann hört zunächst mit gleichschwebender Aufmerksamkeit auf die Einfälle des Patienten und beobachtet zugleich sich selbst. Dabei nimmt sie ihren eigenen affektiven Prozess wahr, der ihr schließlich den Weg weist. Ihre *emotionale Antwort* auf den Patienten wird für sie maßgeblich. Sie hilft, das Wichtige vom Unwichtigen zu unterscheiden, intellektuelle und unpassende Deutungen zu vermeiden und den Kontakt zum Erleben des Patienten zu finden.

Heimann (1960) definiert Gegenübertragung als *beweglichen emotionalen Spürsinn* (*emotional sensitivity* und *freely roused emotional sensibility*). In dieser Formulierung wird deutlich, dass eine solchermaßen verstandene Gegenübertragung nicht mehr vermieden werden muss, sondern im Gegenteil dazu dienen kann, die Gefühlsregungen und unbewussten Phantasien der Patienten wahrnehmen und ihnen dichtauf folgen zu können. »Das Unbewusste des Analytikers versteht das des Patienten. Diese Beziehung in der Tiefenschicht kommt in Form von Gefühlen an die Oberfläche, die der Analytiker als Reaktion auf seinen Patienten, als seine Gegenübertragung bemerkt« (Heimann 1950, S. 181).

Die Gegenübertragung wird zu einem signifikanten Hinweis auf die unbewussten Prozesse im Patienten. In dem von Heimann initiierten Verständnis wird sie ein psychoanalytisches Forschungsinstrument, das der Analytiker sich aneignet, indem er in sich die Fähigkeit zu einer beweglichen gefühlshaften Sensibilität ausbildet. Es ist ein Forschungsinstrument, das keineswegs objektiv, ohne Berücksichtigung der Person des Analytikers, eingesetzt werden kann, sondern im Gegenteil gerade mit dessen Beobachtersubjektivität arbeitet und deshalb ohne kritische Selbstreflexion nicht auskommt.

Was unterscheidet die Gegenübertragung von der gleichschwebenden Aufmerksamkeit? Ich meine, ein wesentlicher Unterschied liegt darin, dass das Konzept der gleichschwebenden Aufmerksamkeit sich auf die psychischen Inhalte, die Assoziationen und Phantasien des Patienten ausrichtet, während die Gegenübertragung sich den emotionalen Qualitäten zuwendet. Im Ergebnis verbinden beide Zugänge zum Unbewussten sich in der Regel zu einer ganzheitlichen, gestalthaften Wahrnehmung des Analytikers, wie Paula Heimann sie bei dem Ausdruck von der *rough passage* fand.

Die Fähigkeit zur psychoanalytischen Interaktion

Wir kommen zur dritten, neuesten Tür zum Unbewussten, die die klinische Psychoanalyse geöffnet hat. Sie definiert den Raum des Unbewussten als einen *Handlungsraum*. Hier mussten mehr als siebzig Jahre vergehen, bis Konzeptualisierungen entwickelt wurden, die es erlauben, etwas, das in der analytischen Situation andauernd geschieht, als Zugang zum Unbewussten anzuerkennen und dadurch die Wahrnehmung unbewusster Prozesse zu erweitern. Freud und seine frühen Schüler hatten, wie wir heute wissen, intensiv mit ihren Patienten interagiert, dies aber nicht weiter reflektiert. Dann setzte sich eine Auffassung durch, die Michael Balint – der im Übrigen anderer Ansicht war – folgendermaßen zusammenfasste: »Wenn der Analytiker die Übertragungssituation außer durch seine Deutungen noch auf andere Weise beeinflusst, begeht er einen schweren Fehler« (Balint 1939, S. 246). Die nordamerikanische und englische Psychoanalyse entwickelte das Ideal einer reinen Deutungstechnik, durch die jede Art von handelnder Beeinflussung in der Stunde ausgeschaltet werden sollte. Dabei ignorierte man die praktische Unmöglichkeit dieser Forderung, die übersah, dass selbst Schweigen und »reines« Deuten eine ganz bestimmte Art der Interaktion darstellten (Will 2003, Kap. 4).

Man fand damals keine Möglichkeit, das, was aus einer externen Perspektive als Interaktion erschien, psychoanalytisch zu qualifizieren. Lange Zeit konnte man sich nur vorstellen, dass das genuin psychoanalytische Moment des Deutens und der Einsicht im Patienten durch Interaktion gestört und der Zugang zum Unbewussten dadurch verstellt würde, anstatt ihn zu erweitern.

In einer breiten Bewegung während der 1970er und 1980er Jahre setzte sich das neue Paradigma durch. Ein signifikantes Beispiel dafür ist eine unscheinbare Arbeit Joseph Sandlers aus dem Jahr 1976 über *Gegenübertragung und Bereitschaft zur Rollenübernahme*. Er erzählte später gerne, dass dieser kleine Aufsatz weitaus am häufigsten von all seinen Arbeiten zitiert wurde und dass er auf nichts sonst so oft angesprochen wurde (mündl. Mitteilung). Er hatte einen Schlüssel gefunden zur Konzeptualisierung einer produktiven Funktion von Interaktion im psychoanalytischen Prozess. Viele Autoren arbeiteten wie er heraus, in welchem Ausmaß die analytische Situation tatsächlich eine interpersonale Interaktion darstellt und welche Auswirkungen diese Einsicht auf die Behandlungstechnik haben musste (Gill 1982, S. 139). Manche wie beispielsweise H. Argelander (1970) mit dem szenischen Verstehen hatten schon vor Sandler vergleichbare Konzepte entwickelt, waren damit aber international nicht so einflussreich geworden wie er oder M. Gill.

Sandler (1976) lenkte die Aufmerksamkeit darauf, dass die verbale und nicht-verbale Interaktion zwischen Patient und Analytiker aufgefasst werden kann als eine Wechselbeziehung, die durch intrapsychische Rollenerwartungen geprägt wird, die sich zwischen beiden Parteien des analytischen Prozesses entwickeln. Für den Analytiker käme es darauf an, neben der gleichschwebenden Aufmerksamkeit eine gleichschwebende *Bereitschaft zur Rollenübernahme* (*role-responsivene*ss) auszubilden. Sie kann es ihm erlauben, in dem interaktiven Spiel der Stunde mitzuspielen, also die ihm angetragenen Rollen zu übernehmen, bevor diese in einem zweiten Schritt analysiert werden können. Sandler konzeptualisiert den Analytiker als einen beteiligten inneren Beobachter, der durch seine Teilnahme an unbewusst motivierten Interaktionsmustern des Patienten psychisches Material erschließen kann, das auf andere Weise nicht erreichbar ist:

»Ein Patient im Alter von 35 Jahren hatte zuvor noch keine Analyse gemacht und besaß nur ein geringes Wissen über den analytischen Prozess. Der Grund, warum man ihn an mich verwiesen hatte, war seine extreme Angst davor, seine Arbeit öffentlich darzustellen. In privaten, zwanglosen Diskussionen empfand er sich hingegen als völlig kompetent und fühlte sich wohl. Er war der Sohn osteuropäischer Einwanderer und ihm war nur eine sehr begrenzte Ausbildung zuteil geworden. Aber aufgrund seiner großen finanztechnischen und organisatorischen Fähigkeiten war er zu einer sehr hohen Position in einer ungemein bedeutenden Finanzorganisation aufgestiegen. Beim Vorinterview bemerkte ich, dass er auf Probedeutungen ausgesprochen gut reagierte, und hatte das Gefühl, die Arbeit mit ihm würde sehr lohnend sein und Freude machen. Während der ersten Woche stellte ich fest, dass ich sehr viel mehr sprach, als ich es gewöhnlich tue. (Vielleicht sollte ich hinzufügen, dass ich kein übermäßig schweigsamer Analytiker bin). Nach kurzer Zeit spürte ich, dass mir irgend etwas in Bezug auf diesen Patienten Angst bereitete, und einige selbstanalytische Überlegungen machten mir klar, dass ich Angst davor hatte, er könne fortbleiben; dass ich ängstlich darauf bedacht war, ihn zu halten und seine Angst zu verringern, damit er in Analyse bliebe; dass ich mehr als gewöhnlich sprach, um den aggressiven Strebungen des Patienten auszuweichen. Als ich dies erkannte, fühlte ich mich erleichtert und kehrte zu meinem üblichen analytischen Verhalten zurück.

Gleichzeitig jedoch bemerkte ich den Drang, während der Sitzung zu sprechen, und mir wurde klar, dass es dem Patienten mittels einer geringfügigen Veränderung seiner Stimme gelang, jeden Satz in eine Frage ausklingen zu lassen, obwohl er im Allgemeinen keine direkten Fragen stellte. Das gab mir die Möglichkeit, ihn auf sein Verhalten hinzuweisen. (Er war sich dessen überhaupt nicht bewusst, ebenso wenig wie ich es zunächst an ihm bemerkt hatte). Ich konnte ihm nun zeigen, wie sehr er die Beruhigung durch mein Sprechen brauchte. Daraufhin erinnerte er sich daran, welche Angst er als Kind empfunden hatte, wenn sein Vater nach Hause kam; wie um sich zu vergewissern, dass er ihm nicht böse sei. Sein Vater war Berufsboxer gewesen, war äußerst gewalttätig, und der Patient hatte große Angst vor ihm.

Aber er brauchte die Bewunderung und Liebe seines Vaters und wollte das bevorzugte Kind sein. (Wie vorauszusehen war, stießen wir in einem späteren Stadium der Analyse auf seine Angst vor der eigenen Feindseligkeit gegenüber dem Vater). Er erzählte, sein Vater habe die Gewohnheit gehabt, nicht zuzuhören und nicht zu antworten, und er beschrieb, wie erschreckend dies war. Der Patient machte sich nun klar, dass er seit seiner frühen Kindheit den Trick entwickelt hatte, Fragen zu stellen, ohne sie doch direkt als solche zu formulieren. Dies war zu einem Bestandteil seines Charakters geworden und trat besonders deutlich in Situationen hervor, in denen er Missbilligung fürchtete und eine zusätzliche Beruhigung von Autoritätspersonen benötigte« (Sandler 1976, S. 302).

Der Analytiker spielte zunächst mit, ohne es wahrzunehmen – eine Interaktion, die Sandler Rollenübernahme nennt. Nachdem er die eigene Verhaltensauffälligkeit wahrgenommen hatte (»Ich sprach sehr viel mehr«), fand er durch Selbstanalyse zunächst den Affekt (Angst) und dann das Motiv für sein Mitspielen (»Ich wollte ihn nicht verlieren«). Dies lockerte sein Verhalten. Gleichwohl bestand der Drang, viel zu sprechen, weiter; er nahm ihn jedoch nun als Emotion, d. h. als Gegenübertragung wahr und nicht mehr als Interaktion. Darauf konnte er erkennen, wie der Patient durch sein Verhalten (»fragende Stimmveränderung am Ende jedes Satzes«) diese Gegenübertragung hervorrief. Schließlich gelang es beiden Beteiligten in gemeinsamer analytischer Arbeit, ein Verständnis der Situation zu entwickeln und sie mit dem eigenen Erleben und biographischen Material des Patienten und dem theoretischen Verständnis des Analytikers zu verknüpfen.

Sandler spricht im Weiteren geradezu davon, dass der Patient ihm eine Rolle aufgezwungen habe, indem er ihn zu seinem für ihn ungewöhnlichen Sprechverhalten veranlasste. Wieder ist es eine Kommunikation von Unbewusst zu Unbewusst, die sich ereignet. Sie spielt sich jedoch – im Gegensatz zum Freud'schen Paar und zur Gegenübertragung – nicht in Phantasiebildungen und Einfällen und auch nicht im emotionalen Erleben ab, sondern im Medium der wechselseitig bezogenen Aktion, des Sprechhandelns beider Beteiligten (vgl. Mertens 2009, S. 204f).

Sandler sieht dabei Prozesse dynamischer Interaktion am Werk, in denen sich ein komplexes System des Sendens und Empfangens unbewusster Signale zeigt.

Der für die Behandlungstechnik entscheidende Schritt war, diese Art der Rollenübernahme durch den Analytiker nicht mehr als ein fehlerhaftes Agieren anzusehen, sondern als eine Erweiterung seiner Wahrnehmungsmöglichkeit. Deswegen habe ich vorhin von *psychoanalytischer Interaktion* gesprochen, weil sie dem Terminus Interaktion in der analytischen Situation einen neuen Rahmen gibt. Als psychoanalytisches Konzept aufgefasst, ist Interaktion eingebettet in die unbewusste Kommunikation, die während der Stunde stattfindet. Der Analytiker ist zunächst ein Teilnehmer, der an einer Interaktion beteiligt ist, ohne es zu bemerken, nur aufgrund seiner Fähigkeit, die unbewussten Signale des Patienten aufzunehmen und auf sie ebenso unbewusst in seinem Verhalten zu reagieren. Die Interaktion geht dem Verstehen immer voraus, was Gill (1982, S. 224f) besonders hervorgehoben hat. Wenn der Prozess der Bewusstwerdung funktioniert, kann in einem zweiten Schritt gemeinsam wahrgenommen und analysiert werden, was da überhaupt geschehen ist zwischen den beiden Beteiligten.

Die Fähigkeit, psychoanalytische Interaktion als Erkenntnisinstrument unbewusster Prozesse zu nutzen, beinhaltet also zweierlei: zuerst die Bereitschaft und Kapazität mitzuspielen, d. h. sich auf spontane und kontrollierte Weise auf Interaktionsmuster des Patienten einzulassen. Dann die Fähigkeit, derartige Interaktionsmuster erkennen, ihre emotionale Qualität wahrnehmen, sie theoretisch einordnen und gemeinsam mit dem Patienten aufklären und in sein Erleben einbetten zu können.

Ich verwende den Terminus psychoanalytische Interaktion hier als Dachbegriff für unterschiedliche Konzepte, die alle diesen Aspekt des Handelns beider Beteiligten in der analytischen Situation und seine unbewusste Bedeutung herausgearbeitet haben. Neben Sandlers *Bereitschaft zur Rollenübernahme* möchte ich Argelanders Konzept vom *szenischen Verstehen* und der *Inszenierung* erwähnen (Argelander 1970), Klüwers Agieren und Mitagieren im *Handlungsdialog* (Klüwer 1983), das französische Konzept der *phantasmatischen Interaktion* (Soulé 1992) und das im englischen Sprachraum sich durchsetzende *Enactment* (Chused 1991). Das Konzept der *projektiven Identifizierung* (Zwiebel 1988) gehört ebenfalls in dieses Feld.

Zunächst war die interaktive Dimension der analytischen Begegnung in ihrem klinisch-therapeutischen Wert aufgedeckt worden. Erst in den letzten Jahren zeigt sich immer deutlicher, dass mit der Würdigung der psychoanalytischen Interaktion eine Tür zu einem ganz spezifischen Bereich des Unbewussten geöffnet worden ist: nämlich zu dem der traumatischen Erfahrungen und zu der präverbalen Welt der sensomotorischen Interaktion. Sie sind im prozeduralen und impliziten Gedächtnis gespeichert. Der Zugang zu dieser Art unbewusster Prozesse findet über die Ebene der Wahrnehmungen und eben zunächst nicht über ihre symbolisch kodierte Bedeutung statt. Das Freud'sche Paar stößt deshalb in diesem Feld an seine Grenzen, weil es mit dem Medium des Symbols und der Sprache operiert. Hierzu gibt es weitläufige neuere Diskussionen, in denen psychoanalytische Klinik und Erkenntnisse der kognitiven Neurowissenschaften in Verbindung gesetzt werden (vgl. Schmidt 2003; Götzmann & Holzapfel 2003).

Der Zugang zum Unbewussten durch Intersubjektivität und Relationalität

Neben dem spezifisch handlungsorientierten Zugang zu unbewussten Prozessen wird in den letzten Jahrzehnten eine weitere Dimension der psychoanalytischen Begegnung zunehmend diskutiert: die *Intersubjektivität*. Damit meine ich zunächst die unendlich vielen feinen Aspekte des Austausches beider Beteiligten in der aktuellen Beziehung. Sie berühren weniger die tief unbewussten, verdrängten oder nicht ausreichend mentalisierten Felder, die sich in der Interaktion melden, als vielmehr das vorbewusste Erleben im Gegenwarts-Unbewussten der analytischen Beziehung (Sandler 1997). Es geht um die Wahrnehmung dessen, in welchem Ausmaß der Analytiker mit seiner eigenen Person in die Beziehung involviert ist und diese durch seine eigene Beteiligung beeinflusst, ob er will oder nicht. Sein Geschlecht, sein

Charakter, die Art und Weise seiner Kommunikation, seine theoretische und behandlungstechnische Orientierung, seine aktuelle Stimmung und vieles mehr haben einen eminenten Einfluss auf das Erleben und die Reaktionen des Patienten. Immer mehr Analytiker sind heute der Überzeugung, dass es von größter Bedeutung für die Pflege einer gut funktionierenden therapeutischen Beziehung und für die Selbsterkenntnis der Patienten ist, dieses bipersonale Feld der Beziehung zu berücksichtigen und seine Auswirkungen auf das Erleben der Patienten zu untersuchen. Viele Autoren setzen sich mit diesen Fragen auseinander. Ich möchte die sehr verschiedenartigen Arbeiten von Evelyne Schwaber, Antonino Ferro und Stephen Mitchell (2000) erwähnen.

Ein letztes klinisches Beispiel zitiere ich aus einer Arbeit von Alice Balint aus dem Jahr 1936; auch um daran zu erinnern, dass derlei Fragen schon in den alten Zeiten der klassischen Psychoanalyse diskutiert worden sind (Will 2003, Kap. 4), wenn auch nicht in Wien, so doch in Budapest: »Wenn ich, sagen wir, Kopfschmerzen habe, werde ich das nie dem Patienten mitteilen, *außer er merkt es selbst*, in welchem Fall ich die Richtigkeit seiner Beobachtung bestätige. Die Sache kann sich aber auch anders abspielen. Der Patient denkt nicht an Kopfweh, merkt bloß den missmutigen Gesichtsausdruck, fühlt sich ungeliebt und verstoßen. Auch in diesem Falle sage ich ihm manchmal, ich hätte Kopfweh, doch erst, nachdem wir alle seine Befürchtungen durchgesprochen und auf ihre subjektiven Wurzeln zurückgeführt haben. Das endliche Zugeben des Stückes aktueller Realität, die seinen Befürchtungen zugrundelag, kann verhindern, dass er die Stunde mit dem Gefühl verlässt, der Analytiker hätte doch böse ausgesehen und es nur nicht eingestanden, wodurch natürlich die ganze analytische Bemühung zunichtegemacht worden wäre« (Balint 1936, S. 52f).

Mit Intersubjektivität meine ich bei diesem Beispiel die Aufmerksamkeit der Analytikerin und des Patienten für jene Elemente, die in der aktuellen Beziehung zwischen beiden Personen hin und her gehen und durch die ein wechselseitiger Einfluss stattfindet. Aus ihr entsteht die Frage nach dem behandlungstechnischen Umgang damit, beispielsweise wann und inwieweit es gut ist, dass die Analytikerin dem Patienten etwas von sich selbst offenbart – ihr Kopfweh in diesem Fall.

Fragen der Intersubjektivität werden jedoch auch viel weitergehender diskutiert. Ganze Theorieansätze und Schulen – konstruktivistischer, interpersoneller, intersubjektiver und relationaler Ausprägung – stellen diesen Gesichtspunkt heute ins Zentrum ihrer psychoanalytischen Theorie und Praxis.

Stephen Mitchell beispielsweise, der im Jahr 2000 verstarb, mit seinem Ansatz einer relationalen Psychoanalyse hob hervor, dass die Patienten in der Stunde möglichst offen und frei ihre Emotionen erleben und ausdrücken und sich ihren Leidenschaften überlassen sollten (2000, S. 190–192). Dies werde erst möglich, wenn der Analytiker selbst ebenfalls frei und ungezwungen seinen Emotionen in der Stunde Ausdruck gebe – nicht ohne sie schließlich zu reflektieren, wie er einschränkend hinzufügte. Dadurch evoziert der Analytiker das gemeinsame Erleben beider Beteiligten in der analytischen Situation. Gelegentlich provoziert er auch die Emotionalität des Patienten sehr aktiv; außerdem reagiert er auf dessen Material insbesondere dadurch, dass er gefühlvoll antwortet und sich hilfreich zur Verfügung stellt; das Analysieren und Deuten bekommt demgegenüber ein geringeres Gewicht. *Emotionale Expressivität und Responsivität* werden so zu zentralen technischen Mitteln des Analytikers – ganz im Gegensatz zum alten ichpsychologischen Prinzip, die Emotionen des Patienten dadurch freizusetzen, dass man sich als Analytiker zurückhält und die Widerstände und Ängste des Patienten anspricht, die zur Unterdrückung der Emotionen führen.

Inwieweit öffnet diese expressive Technik einen Zugang zum unbewussten Material des Patienten? Hat sie noch zu tun mit unseren Türen zum Unbewussten? Hier gehen die Meinungen auseinander. Während Skeptiker einwenden, ein solches Arbeiten bleibe an der Oberfläche und verfehle die Abgründe des unbewussten Erlebens, würde Mitchell antworten, dass allein schon die Vorstellung, in der Psyche des Patienten existiere unbewusstes Material von einiger Tiefe, das man erreichen könne, in die Irre führe. Das Unbewusste in der Stunde sei ein gemeinsam hergestelltes, das erst in der aktuellen Beziehung durch die Beteiligung beider, von Patient und Analytiker, Gestalt annehme.

Deswegen müsse der Analytiker alles dafür tun, diesen Prozess zu befördern. Dagegen lässt sich wiederum einwenden, dass der intersubjektiv tätige Analytiker sich in der analytischen Situation ungebührlich in den Vordergrund dränge, dies aufgrund seiner konstruktivistischen Theorie sogar noch richtig finde und damit eine der fundamentalen psychoanalytischen Regeln verletze, nämlich dass der Patient den Weg zeige, nicht der Analytiker. Dem wird entgegengehalten, wie destruktiv eine auf Abstinenz, Anonymität und Neutralität zielende psychoanalytische Haltung oft genug gewirkt habe und dass eine natürliche Haltung des Analytikers noch längst nicht seine Dominanz in der analytischen Situation bedeuten müsse. Ein Feld interessanter Fragen und wichtiger Kontroversen, das sich hier öffnet!

Die psychoanalytische Trikolore

Ich bin ausgegangen von dem spezifisch psychoanalytischen Zugang zu unbewussten psychischen Prozessen. Er ist charakterisiert durch eine doppelte Perspektive: einen externen Blick auf Unbewusstes durch theoretische Konzeptualisierung (z. B. Metapsychologie) und empirische Forschung (z. B. Entwicklungspsychologie und Krankheitslehre) und einen internen, performativen Umgang mit Unbewusstem in der psychoanalytischen Praxis. Ich habe hervorgehoben, dass es in der Psychotherapie keineswegs selbstverständlich ist, einen Zugang zu unbewussten mentalen Vorgängen zu finden. Vielmehr wird er oft genug vermieden; die Türen zum Unbewussten werden zugehalten – natürlich auch von Analytikern, denn wer kennt nicht aus eigener Erfahrung das Zurückweichen vor dem Unbekannten und vor der Zumutung unbewusster Ängste und Konflikte.

In der psychoanalytischen Behandlung mussten zunächst Voraussetzungen geschaffen werden für eine Öffnung zum Unbewussten hin in Gestalt der analytischen Situation, deren Bedeutung ich kurz diskutiere. Dann gehe ich anhand von Fallvignetten auf drei Methoden ein, welche die klinische Psychoanalyse in mehreren Schritten entwickelt hat, um unbewusstes Material hervorzulocken, es in den Blick zu bekommen und dem

Verständnis und der Veränderung zugänglich zu machen: das Freud'sche Paar von freier Assoziation und gleichschwebender Aufmerksamkeit, die Gegenübertragung und die psychoanalytische Interaktion und Intersubjektivität.

Ich fokussiere auf diese drei methodischen Zugänge zum Unbewussten als professionelle Kompetenzen, die psychoanalytische Therapeuten heute erlernen können. Die *Fähigkeit zur gleichschwebenden Aufmerksamkeit* öffnet eine Tür zu sprachlich und symbolisch kodiertem Material und zu unbewussten Phantasien und Bedeutungen. Die *Fähigkeit, mit der Gegenübertragung zu arbeiten* öffnet eine Tür zum emotionalen Erleben der Patienten und zu der affektiven Dimension von Übertragung und Beziehung. Die *Fähigkeit zur psychoanalytischen Interaktion* verwende ich als Dachbegriff für Konzepte wie Rollenübernahme, Inszenierung, Handlungsdialog, Enactment und projektive Identifizierung. Sie öffnet eine Tür zu unbewussten Handlungsmodellen der Patienten, die implizit und prozedural kodiert sind. Bei ihnen müssen die Therapeuten zunächst mitspielen, bevor sie begreifen und gemeinsam mit den Patienten durcharbeiten können, was geschah. Sie sind oftmals Ausdruck traumatischen Materials und/oder entstammen der präverbalen Welt der sensomotorischen Interaktion. Die *Fähigkeit, sich im Feld der Intersubjektivität zu bewegen*, schließlich bezieht sich auf die Bereitschaft beider Beteiligten, darauf zu achten und damit zu arbeiten, wie die Analytiker von sich aus Übertragung und Beziehung beeinflussen und wie die Patienten dies erleben. Darüber hinaus wirft die intersubjektive und relationale Perspektive eine neue Frage auf: in welchem Ausmaß das Unbewusste in der Stunde von beiden Beteiligten gemeinsam hergestellt oder zumindest gestaltet wird und was dies für den technischen Umgang mit einem bipersonalen Unbewussten bedeutet.

Der Raum des Unbewussten wird durch diese drei Türen zugänglich als ein *Sprach- und Hörraum*, als ein *Emotionsraum* und als ein *Handlungs- und Erlebensraum* der wechselseitigen Bezogenheit. Ulrich Moser (2001) spricht von der *Trikolore* analytischer Tugenden.

Gemeinsam ist allen drei Methoden, dass sie in ihrer psychoanalytischen Konzeptualisierung eingebettet sind in die unbewusste Kommunikation zwischen Patient und Therapeut. Dies bedeutet, dass sie performativen Charakter haben und erst im Vollzug der analytischen Situation produktiv werden. Die Therapeuten sind dabei beteiligte, introspektive Beobachter. Ihr Erleben und ihre Subjektivität können nicht ausgeschaltet werden; sie sind im Gegenteil ein wesentliches Mittel der Wahrnehmung und Reflexion des unbewussten Geschehens.

Anmerkungen

1 Einführung

1 Im Unterricht und in theoretischen Diskussionen werden häufig die Ansichten verschiedener Schulen pointiert und kontrastreich gegenübergestellt. Daraus entsteht ein ziemlich verzerrtes Bild der Wirklichkeit, weil es die Vermutung nahelegt, die meisten Analytiker gehörten irgendwelchen Schulen an. Zumindest für Deutschland stimmt dies nicht, wie mir jeder bestätigen wird, der die Gelegenheit hat, in Fachgesellschaften, Instituten und auf Kongressen viele Kolleginnen und Kollegen kennenzulernen. Die Pointierung schulengemäßer Ansichten scheint oft aus didaktischen Gründen zu geschehen. Die reale Situation beschreibt Ralf Zwiebel (2003, S. 1138f) zutreffend, wenn er, Antonino Ferro paraphrasierend, formuliert: »Der moderne Analytiker ist nicht Freudianer, Kleinianer oder gar Bionianer, sondern ›integriert‹ diese Modelle in der klinischen Situation je nach der spezifischen Problematik seines Analysanden, seiner eigenen Möglichkeiten und Grenzen und der einmaligen, aktuellen analytischen Situation.« Zwiebel fügt hinzu, dass dies nahelegt, eine oszillierende Balance zwischen den verschiedenen Modellen im eigenen Inneren herzustellen. Er verwandelt dadurch Schulenstandpunkte, die einander ausschließen, in Modelle, mit denen wir Umgang pflegen können, und verbindet das mit dem Hinweis, »dass damit keine theoretische Beliebigkeit verbunden ist, sondern im Gegenteil eine undogmatische Offenheit für das spezifische Verstehen der aktuellen Dringlichkeit der jeweiligen analytischen Situation« (ebd.).
Thomä (1999, S. 825ff) zitiert die empirische Untersuchung von Victoria Hamilton (1996), die 65 Analytiker unterschiedlicher Orientierung in London und Nordamerika ausführlich befragt hat. Ein überraschendes Ergebnis war, dass sich die 34 amerikanischen Analytiker nach ihren behandlungstechnischen Ansichten keiner spezifischen Schule zuordnen ließen. Sie waren in Zwiebels Sinn eklektisch, eine Eigenschaft, die auch Thomä positiv konnotiert. Ganz anders jedoch die Briten. Könnte es sein, dass die explizite Schulenzugehörigkeit heutzutage vor allem ein Phänomen der Londoner ist und derer, die sich an ihnen orientieren? Dass wir also eine breite Mehrheit von *Zwiebelianern* hätten und daneben nur wenige, die sich in *einer* Schule zuhause fühlen (vgl. Will 2008)?

2 Wenn sich in der Psychoanalyse derartige Perspektiven durchsetzen, dann bringt das eine ziemliche Veränderung im Selbstverständnis der Institute und Fachgesellschaften mit sich. Mir scheint, wir sind auf dem Weg dahin. Einerseits, weil im gesellschaftlichen Umfeld einschlägige Veränderungen stattfinden, denen wir uns nicht entziehen können (wie es die Auswirkungen des Psychotherapeutengesetzes in Deutschland unmissverständlich vor Augen führen, das ja einen Professionalisierungsschritt des Psychotherapeutenberufes darstellt). Zum anderen, weil die jungen Leute, die sich heute für Psychoanalyse interessieren, immer weniger bereit sind, die in psychoanalytischen Instituten gerne tradierten autoritativen Denkweisen und machtbetonten Entscheidungsvorgänge in ihrer Ausbildung hinzunehmen, und derlei Angebote zunehmend uninteressant finden.

3 Um Missverständnisse zu vermeiden, möchte ich anmerken, dass diese 19 Kolleginnen und Kollegen die Funktionen des Supervisors, des KTS-Leiters und des Lehranalytikers in einer Person ausüben, aber natürlich nicht bei denselben Kandidaten. Sie sind alle von der DGPT anerkannte Lehranalytiker und Supervisoren, zehn von ihnen auch von der DPG und zwei zusätzlich von der IPA anerkannte Lehranalytiker und Supervisoren. Ich danke ihnen, dass sie mit der Auswertung des Materials, die ich natürlich anonymisiert vorgenommen habe, einverstanden waren. Für die Aussagen dieses Buches bin ich selbstverständlich allein verantwortlich.

2 Kompetente Praxis

4 Tuckett hat in der Formulierung seiner *frames* den Bezug des analytischen Arbeitens auf das Unbewusste in den Vordergrund gerückt. Dies ist auch unsere Orientierung, weil es das spezifisch Psychoanalytische unserer Arbeit hervorhebt. In der Praxis heißt das natürlich nicht, dass das Bewusste, die Beziehungsrealitäten und die äußere Realität nebensächlich wären. Im Gegenteil: Unbewusstes kann sich in seiner aktuellen Gestalt gar nicht ohne äußere Konkretion konstellieren und erlebbar werden. Gibt es eine innere Welt ohne Bezug zur sie umgebenden Realität? Unsere Arbeit muss auf das Einzelne und Konkrete gehen. Allgemeines »Darüber-Reden« ist unfruchtbar. Wie Andreas Benz (1988) in seiner meisterhaften Arbeit zum Erstinterview gezeigt hat, kleben die Emotionen am Detail. Und das Detail klebt an konkreten Lebensszenen, die immer eine Verschränkung von innerer und äußerer Realität präsentieren.

3 Zehn psychoanalytische Kompetenzen

5 Es ließ sich nicht vermeiden, häufig von »dem« Analytiker und »dem« Patienten im generischen Maskulin zu sprechen. Ich weiß nicht, inwieweit die weiblichen Leserinnen sich daran stoßen, sah jedoch auch keine Möglichkeit, die maskuline Schräglage unserer Sprache zu überwinden.

6 Ich verwende den Begriff Gegenübertragung hier in der Bedeutung eines *beweglichen emotionalen Spürsinns*, wie Paula Heimann ihn ursprünglich eingeführt hat (Heimann 1950). Sie spricht von *emotional sensitivity* und *freely roused emotional sensibility*. Im Gegensatz dazu bezeichnet man heute häufig in einem sehr weiten Sprachgebrauch sämtliche Wahrnehmungen des Analytikers und die Gesamtheit seiner Phantasien, Emotionen und Interaktionen als Gegenübertragung. Da es keinen Markenschutz für bestimmte Sprachgebräuche in der Psychoanalyse gibt und auch kein internationales Patentamt, das darüber wachen könnte, ist die Verwendung des Wortes Gegenübertragung frei. In unserem Kontext bevorzuge ich den engeren Sprachgebrauch, weil ich es mit Blick auf die Kompetenzen klärend finde, die unterschiedlichen Dimensionen der Wahrnehmung des Analytikers (Phantasien, Emotionen und Interaktionen) zu unterscheiden.

7 Einige Kollegen merkten an, dass das unbewusste »Mitspielen« in Szenen und die Übernahme von projektiven Identifizierungen sich spontan einstellen und dass es deshalb unangemessen ist, die Beteiligung des Analytikers daran so aktiv zu formulieren. Dem kann ich zustimmen. Gleichwohl zeigt die praktische Erfahrung, dass es erhebliche Unterschiede gibt, in welchem Ausmaß Kolleginnen und Kollegen in der Lage und bereit sind, sich auf derlei interaktive Prozesse einzulassen und daneben auch, sie in ihrer Bedeutung wahrzunehmen. Dies hängt unter anderem davon ab, inwieweit sie es akzeptieren, Interaktionen als analytisch bedeutungsvoll zu gewichten, und ein theoretisches Instrumentarium dafür haben, sie dementsprechend auszuwerten.

8 Einer der wichtigsten Momente in meiner Ausbildung war, als eine Supervisorin mich fragte: »Kennen Sie eigentlich schon die 30-Minuten-Regel?« Ich hatte noch nie davon gehört. Die Regel empfiehlt, in der ersten halben Stunde der Sitzung noch nichts Wesentliches zu sagen, sondern zuzuhören, wahrzunehmen, Affekte stark werden zu lassen, Unklares zu klären, Widerstände zu bemerken und aufzugreifen und die unbewusste Wahrnehmung arbeiten zu lassen. Das damit verbundene Abwarten ist häufig mit einer Spannungssteigerung verbunden. Aus ihr taucht schließlich die Idee auf, die das Geschehen der Stunde in einen Zusammenhang bringt. Diese aus der Erfahrung geborene Regel ist für mich zu einem der wichtigsten Gesichtspunkte meiner Technik geworden. Inzwischen habe ich gehört, dass sie an

vielen Orten mit leichten Varianten tradiert wird. Bion hat das, was dabei als leitende Idee aus dem Unbewussten auftaucht, *the selected fact*, die ausgewählte Tatsache, genannt (Bion 1962).

9 In der Gefahr, eine ganz besonders gute und richtige Technik praktizieren zu wollen und dadurch die Patienten einzuschränken, stehen – meiner Erfahrung nach – besonders zwei Gruppen: Zum einen Kollegen, die eine *unzureichende* Ausbildung durchlaufen und keine innere Sicherheit in Selbstanalyse, Theorie und Technik gefunden haben und die sich deshalb an einem festgefügten Bild von »analytischer« Technik festhalten. Zum anderen Kollegen, die eine sehr gute Ausbildung genossen haben und in einem *Übermaß* mit der Psychoanalyse *identifiziert* sind, so dass sie sich in jeder Stunde dazu aufgerufen fühlen, die Analyse zu retten.

10 Jean Laplanches Motto *Faire travailler Freud!* – Freud arbeiten lassen, indem wir uns mit ihm auseinandersetzen – lässt sich auf den Umgang mit der psychoanalytischen Theorie aus praktischer Perspektive insgesamt übertragen (Laplanche 1992).

11 Manche Kollegen, insbesondere einige Kandidaten, bemängelten, dass die Fähigkeit zur Erholung nicht viel stärker hervorgehoben und durch eine eigene Kompetenz gewürdigt wird. »Was sollen wir denn davon halten«, meinte eine Kandidatin, »dass die meisten Lehranalytiker *Workaholics* sind? Die sind doch unfähig zur Erholung.« Ich enthalte mich eines Kommentars.

12 Die Fähigkeit zu *unterscheiden*, was man für wichtig hält, was nicht; wann es angebracht ist zuzuhören, wann zu konfrontieren, wann nachzufragen; was zu deuten, was nicht usw. ist wahrscheinlich eine der wichtigsten Fähigkeiten überhaupt, die sich in allen Kompetenzen bemerkbar macht.

4 Diskussion

13 Die Gründungsstatuten der IPV von 1910 sprechen in Übereinstimmung mit Freuds persönlicher Ansicht von der Psychoanalyse als einer Grundlagenwissenschaft (»reine Psychologie«) und von ihren Anwendungen in der Medizin und in den Geisteswissenschaften. Mitglieder konnten Ärzte werden, die psychoanalytische Therapie praktizierten, ebenso gut aber auch »Laien«, also nicht medizinische Wissenschaftler verschiedenster Provenienz. Die Bedingungen für die Mitgliedschaft waren nicht standardisiert. Erst die Anstrengungen der von Eitingon 1925 gegründeten Internationalen Unterrichtskommission IUK brachten nach vielen Anläufen schließlich die ersten internationalen Standardisierungen der Ausbildung und der Vereinsmitgliedschaft mit sich. Dies führte dazu, dass in der IPV die breit gefächerte interdisziplinäre Ausrichtung zurück und das pro-

fessionelle Interesse der psychoanalytischen Therapeuten in den Vordergrund trat (Schröter 1996, 2002).

Im Gegensatz zu den ersten Jahrzehnten der Psychoanalyse kann heute nur noch Mitglied der IPV werden, wer eine Ausbildung zum psychoanalytischen Therapeuten nach genau definierten Kriterien durchlaufen hat. Das war nicht Freuds Ansatz. Wenn Tuckett nahelegt, es sei ein Wunsch Freuds gewesen, Autorität und Standardisierung in die Beurteilung praktisch klinischer Arbeit einzuführen, so ist dies sicher falsch (vgl. Will 2003).

14 Ich denke im Übrigen, dass die babylonische Sprachverwirrung in der Psychoanalyse, die derzeit gerne als düsteres Zeichen von Chaos und Konfusion an die Wand gemalt wird (z. B. von Green 2005), ein im Wesentlichen internes, hausgemachtes Wahrnehmungs- und Kommunikationsproblem der Psychoanalytiker untereinander ist. Wenn wir eine externe Expertengruppe z. B. von Psychotherapieforschern, Wissenssoziologen und Wissenschaftshistorikern beauftragen würden, zu beschreiben, was Psychoanalyse heute von anderen Wissens- und Praxisfeldern unterscheidet, so würde sie, da bin ich ziemlich sicher, ein konsistenteres Bild der gegenwärtigen Psychoanalyse zeichnen können, als es den Psychoanalytikern selbst gelingt.

5 Drei Türen zum Unbewussten in der analytischen Situation

15 Dieses Kapitel ist eine überarbeitete Fassung meines Beitrags in M. B. Buchholz & G. Gödde (Hg) Das Unbewusste in der Praxis. Gießen: Psychosozial-Verlag 2006. Ich danke dem Verleger H.-J. Wirth für die Genehmigung.

16 *Technik* meint dabei keineswegs eine Analogie zu der wertvollen Tätigkeit, die beispielsweise Elektrotechniker ausüben, sondern steht in der Tradition des griechischen *techne* (Vassalli 2005). Die Theorie der Technik ist seit Freud, Ferenczi, Reich und Fenichel zu einem Reflexionsinstrument der psychoanalytischen Praxis geworden. Sie hat die Funktion eines Scharniers zwischen grundlegenden theoretischen Konzepten und den Fragen der Praxis bekommen. Wir wissen heute, dass die professionelle psychotherapeutische Praxis ihren eigenen Gesetzmäßigkeiten folgt und nur indirekt durch Wissenschaft und Theoriebildung beeinflusst werden kann (Buchholz 1999). Die Einbahnstraße von theoretischer Position zu praktischer »Umsetzung«, die in der Psychoanalyse allzu häufig postuliert worden ist, wird deswegen heute seltener befahren. Die Theorie der Technik ist eine Vermittlungsinstanz. Sie kann nicht angeben, was richtig oder falsch ist, sondern *Konzepte zur Diskussion stellen*. Deshalb

möchte ich hier auch in keiner Weise darstellen, wie man »richtig« psychoanalytisch zu arbeiten habe. Vielmehr geht es mir darum, etwas von dem *Spezifischen* des psychoanalytischen Arbeitens in der Vielfalt gegenwärtiger Psychotherapien zu klären.

17 Weil die Gegenübertragung, so wie ich sie hier verstehe, mehr aufnehmen und ausdrücken kann als eine direkte Reaktion auf Übertragungen des Patienten, verwende ich Gegenübertragung hier nicht in einer direkten Paarung als Übertragung/Gegenübertragung in Analogie zu dem Freud'schen Paar freie Assoziation/gleichschwebende Aufmerksamkeit. Gegenübertragung bezeichnet zunächst die emotionale Wahrnehmung des Analytikers in ihrer ganzen Vielfalt. Erst in einem zweiten Schritt führt sie zu der Frage, wie das Wahrgenommene zu verstehen sei, und nun legt sich oft ein Zusammenhang mit aktuellen Übertragungen des Patienten nahe.

Literatur

Abraham, H. C., Freud, E. L. (1965) Sigmund Freud, Karl Abraham Briefe 1907–1926. Frankfurt/M: S. Fischer

Aichhorn, T. (2005) Bausteine für eine Chronik der WPV; 1938–1950. In: Wiener Psychoanalytische Vereinigung (Hg) Trauma der Psychoanalyse? Die Vertreibung der Psychoanalyse aus Wien 1938 und die Folgen. Wien: Mille Tre, 29–62

Argelander, H. (1970) Die szenische Funktion des Ichs und ihr Anteil an der Symptom- und Charakterbildung. Psyche 24, 325–345

Balint, A. (1936) Handhabung der Übertragung aufgrund der Ferenczischen Versuche. Int Z Psychoanal 20, 47–58

Balint, M. (1939) Übertragung und Gegenübertragung. In: Ders.: Die Urformen der Liebe und die Technik der Psychoanalyse. Frankfurt/M: Ullstein 1981, 246–254

Bauriedl, T. (1994) Auch ohne Couch. Psychoanalyse als Beziehungstheorie und ihre Anwendungen. Stuttgart: Klett-Cotta 2004

Benz, A. (1988) Augenblicke verändern mehr als die Zeit. Das psychoanalytische Interview als erster Eindruck von Therapeut und Gesprächspartner. Psyche 42, 577–601

Bernardi, R. (2002) The need for true controversies in psychoanalysis. Int J Psychoanal 83, 851–873

Bernardi, R. (2004) Aufgrund welcher Art von Evidenzen verändert der Analytiker seine theoretischen und technischen Vorstellungen? In: Leuzinger-Bohleber, M., Deserno, H., Hau, S. (Hg) (2004) Psychoanalyse als Profession und Wissenschaft. Die psychoanalytische Methode in Zeiten wissenschaftlicher Pluralität. Stuttgart: Kohlhammer, 128–137

Bion, W. R. (1962) Learning from experience. Dt: Lernen durch Erfahrung. Frankfurt/M: Suhrkamp 1990

Bollas, C. (1999) The Mystery of Things. London, New York: Routledge

Bollas, C. (2006) Übertragungsdeutung als Widerstand gegen die freie Assoziation. Psyche 60, 932–947

Brede, K. (2002) Freud als Beobachter. Die Fallstudie »Bruchstück einer Hysterie-Analyse«. Psyche 56, 213–246

Buchholz, M. B. (1997) Psychoanalytische Professionalität. Andere Anmerkungen zu Grawes Herausforderung. Forum Psychoanal 13, 75–93

Buchholz, M. B. (1999) Psychotherapie als Profession. Giessen: Psychosozial

Buchholz, M. B., Gödde G. (Hg) (2006) Das Unbewusste in der Praxis. Erfahrungen verschiedener Professionen. Band 3. Gießen: Psychosozial

Chused, J. F. (1991) The evocative power of enactments. J American Psychoanal Ass 39, 615–639

Derrida, J. (2000) Seelenstände der Psychoanalyse. Frankfurt/M: Suhrkamp 2002

Dunn, J. (2003) Have we changed our view of the unconscious in contemporary psychoanalysis? J American Psychoanal Ass 51, 941–955

Erlich, H. S., Körner, J., Minolli, M., Nedelmann, C., Sandler, A. M. (2003) Was ist psychoanalytische Identität? Forum Psychoanal 19, 362–377

Ermann, M. (2005) Explizite und implizite psychoanalytische Behandlungspraxis. Forum Psychoanal 21, 3–13

Ferenczi, S. & Rank, O. (1924): Entwicklungsziele der Psychoanalyse. Zur Wechselbeziehung von Theorie und Praxis. Leipzig, Wien, Zürich; Internationaler Psychoanalytischer Verlag

Ferro, A. (2002) Interpretation, Dekonstruktion, Erzählung oder die Beweggründe von Jacques. Psyche 56, 1–19

Ferro, A. (2008) Die Transformation. Mikrotransformationen, Makrotransformationen und Transformationen durch Narration. Forum Psychoanal 24, 217–228

Franke, G. (Hg) (2001) Komplexität und Kompetenz: Ausgewählte Fragen der Kompetenzforschung. Bielefeld: Bertelsmann

Freud, S. (1900) Die Traumdeutung. GW II/III

Freud, S. (1909b) Analyse der Phobie eines fünfjährigen Knaben. GW VII, 241–377

Freud, S. (1910d) Die zukünftigen Chancen der psychoanalytischen Therapie. GW VIII, 104–115

Freud, S. (1912e) Ratschläge für den Arzt bei der psychoanalytischen Behandlung. GW VIII, 376–387

Freud, S. (1925d) Selbstdarstellung. GW XIV, 31–96

Gabbard, G. O., Williams P (2001) Editorial: Preserving confidentiality in the writing of case reports. Int J Psychoanal 82, 1067–1068

Gill, M. M. (1982) Die Übertragungsanalyse. Theorie und Technik. Erweiterte Ausgabe Frankfurt/M: Fischer Taschenbuch Verlag 1996

Götzmann, L. & Holzapfel, M. (2003) Zur Natur des »Sechsten Sinnes«. Die Gegenübertragung im Kontext der Psychoanalyse und der kognitiven Neurosciences. In: Forum Psychoanal 19, 116–128

Grabska, K. (2000) Gleichschwebende Aufmerksamkeit und träumerisches Ahnungsvermögen (Reverie). In: Forum Psychoanal 16, 247–260

Green, A. (2005) The illusion of *common ground* and mythical pluralism. Int J Psychoanal 86, 627–632

Greenson, R. G. (1967) Technik und Praxis der Psychoanalyse. Stuttgart: Klett-Cotta 1981

Groddeck, G. (1923) Das Buch vom Es. Psychoanalytische Briefe an eine Freundin. Frankfurt/M., Basel: Stroemfeld 2004

Gutmann, J. B. (2003) Bericht über das EPF-Training-Colloquium in Budapest. DPG-Mitgliederrundschreiben 66, 15.03.2003, 5–8

Heimann, P. (1960a) On counter-transference. Dt. Über die Gegenübertragung. Forum Psychoanal 12, 1996, 179–184

Heimann, P. (1960b) Bemerkungen zur Gegenübertragung. In: Psyche 18, 1964, 483–493

Hölzer, M. (2006) Freie Assoziation. In: W. Mertens, B. Waldvogel (Hg) Handbuch psychoanalytischer Grundbegriffe. Stuttgart: Kohlhammer, 205–209

Kahl-Popp, J. (2004) Lernziel: Kontextbezogene psychotherapeutische Kompetenz. Gedanken zur psychoanalytischen Ausbildung. Forum Psychoanal 20, 403–418

Kahl-Popp, J. (2007) Lernen und Lehren psychotherapeutischer Kompetenz am Beispiel der psychoanalytischen Ausbildung. Würzburg: Ergon

Kernberg, O. F. (2000) A concerned critique of psychoanalytic education. Int J Psychoanal 81, 97–120

Klüwer, R. (1983) Agieren und Mitagieren. Psyche 37, 828–840

König, H. (2008) Gleichschwebende Aufmerksamkeit. W. Mertens, B. Waldvogel (Hg) Handbuch psychoanalytischer Grundbegriffe. Kohlhammer: Stuttgart, 253–258

Körner, J. (1985) Vom Erklären zum Verstehen in der Psychoanalyse. Untersuchungen zur psychoanalytischen Methode. Göttingen: Vandenhoeck & Ruprecht

Körner, J. (2003) Die argumentationszugängliche Kasuistik. Forum Psychoanal 19, 28–35

Kris, A. O. (1987) Free Association: Method and Process. Yale University Press

Krutzenbichler S., Essers, H. (1991) Muss denn Liebe Sünde sein? Über das Begehren des Analytikers. Freiburg: Kore

Kutter, P., Páramo-Ortega, R., Zagermann, P. (1988) Die psychoanalytische Haltung. Auf der Suche nach dem Selbstbild der Psychoanalyse. Stuttgart: Verlag Internationale Psychoanalyse

Lamnek, S. (2005) Qualitative Sozialforschung. Bd. 2, 5. Aufl. Weinheim: Beltz

Laplanche, J. (1992) Die unvollendete kopernikanische Revolution in der Psychoanalyse. Gießen: Psychosozial 2003

Lachauer, R. (1992) Der Fokus in der Psychotherapie. Fokalsätze und ihre Anwendung in Kurztherapie und anderen Formen analytischer Psychotherapie. Stuttgart: Pfeiffer/Klett-Cotta

Lehndorfer, P. (2008) Kompetenzen in der analytischen Kinder- und Jugendlichenpsychotherapie. Z f Individualpsychol 33, 255–269

Loch, W. (1993) Deutungs-Kunst: Dekonstruktion und Neuanfang im psychoanalytischen Prozess. Tübingen: Edition diskord

Loewald, H. W. (1960) Zur therapeutischen Wirkung der Psychoanalyse. In: Psychoanalyse. Aufsätze aus den Jahren 1951–1979. Stuttgart: Klett-Cotta 1986, 209–247

Loewald, H. W. (1988) Sublimation. Inquiries into Theoretical Psychoanalysis. In: The Essential Loewald. Collected Papers and Monographs. Hagerstown: University Publishing Group 2000, 435–523

May, U. (2007) Neunzehn Patienten in Analyse bei Freud (1910–1920). Teil I Zur Dauer von Freuds Analysen. Teil II Zur Frequenz von Freuds Analysen. Psyche 61, 590–625, 686–709

Mayer, A. (2002) Mikroskopie der Psyche. Die Anfänge der Psychoanalyse im Hypnose-Labor. Göttingen: Wallstein

Mertens, W. (2004) Einführung in die psychoanalytische Therapie Bd. 1, 3. Aufl. Stuttgart: Kohlhammer

Mertens, W. (2009) Psychoanalytische Erkenntnishaltungen und Interventionen. Stuttgart: Kohlhammer

Mertens, W., Waldvogel, B. (2008) Handbuch psychoanalytischer Grundbegriffe. 3. Aufl. Stuttgart: Kohlhammer

Mitchell, S. A. (2000) Bindung und Beziehung. Auf dem Weg zu einer relationalen Psychoanalyse. Giessen: Psychosozial 2003

Moser, U. (2001) »What is a Bongaloo, Daddy?« Übertragung, Gegenübertragung, therapeutische Situation. Allgemein und am Beispiel ›früher Störungen‹. Psyche 55, 97–136

Nagell, W. et al. (2009) Das Beziehungserleben. Beziehungserfahrungen in der Supervision und deren Einfluss auf die psychoanalytische Identitätsfindung der Ausbildungskandidaten. Forum Psychoanal 25, 53–65

Nunberg, H., Federn, E. (Hg) (1967) Protokolle der Wiener Psychoanalytischen Vereinigung, Band II 1908–1910. Frankfurt/M: Fischer 1977

Plänkers, T. (1999) Sprechen im Klaustrum. Zur Psychodynamik des Stotterns. Psyche 59, 2005, 197–223

Poland, W. S. (2009) Probleme des kollegialen Lernens in der Psychoanalyse: Narzißmus und Neugier. Psyche 63, Supplement, 3–24

Pollak, T. (1999) Über die berufliche Identität des Psychoanalytikers. Versuch einer professionstheoretischen Perspektive. Psyche 53, 1266–1295

Reerink, G. (2007) Buchbesprechung von Will, Herbert: Psychoanalytische Kompetenzen. Psyche 61, 1080–1082

Renik, O. (2003) Standards and standardization. J American Psychoanal Assoc 51, Supplement, 43–55

Sandell, R., Blomberg, J., Lazar, A., Carlsson, L., Broberg, J., Schubert, J. (2001) Unterschiedliche Langzeitergebnisse von Psychoanalysen und Langzeitpsychotherapien. Aus der Forschung des Stockholmer Psychoanalyse- und Psychotherapieprojekts. Psyche 55, 277–310

Sandler A. M. (1997) Zur Deutung der Übertragung im Hier und Jetzt. Forum Psychoanal 13, 211–222

Sandler, J. (1976) Gegenübertragung und Bereitschaft zur Rollenübernahme. Psyche 30, 297–305

Sandler, J. (1983) Die Beziehungen zwischen psychoanalytischen Konzepten und psychoanalytischer Praxis. Psyche 37, 577–595

Sasse, H. (2008) Kompetenz in der tiefenpsychologisch fundierten und analytischen Psychotherapie. Z f Individualpsychol 33, 288–315

Schmid-Gloor, E. (2004) »Entliehene Schuld« und »falsches Über-Ich«. Z psychoanal Theor Prax 19, 46–68

Schmidt, M.G. (2003) Inszenieren, Erinnern, Erzählen – Zur Abfolge therapeutischer Veränderung. Psyche 57, 889–903

Schmidt, M. G. (2008) Für die Beschreibung psychoanalytischer Kompetenz – Wider die Selbstidealisierung des Psychoanalytikers. Z f Individualpsychol 33, 281–287

Schneider, G. (2003) Die Zukunft? Plädoyer für eine atopische Grundhaltung in der Psychoanalyse – mit einem Exkurs zu Melvilles Bartleby. Psyche 57, 226–249

Schröter, M. (1996) Zur Frühgeschichte der Laienanalyse. Strukturen eines Kernkonflikts der Freud-Schule. Psyche 50, 1127–1175

Schröter, M. (2001) Psychoanalyse und ärztliche Psychotherapie. Zur Geschichte eines schwierigen Verhältnisses. Psyche 55, 718–737

Schröter, M. (2002) Die »Eitingon-Kommission« (1927–1929) und ihr Entwurf einheitlicher Ausbildungsrichtlinien für die IPV. Jb Psychoanal 45, 173–231

Schwaber, E. A. (2006) Das Ringen ums Zuhören: Fortgesetzte Reflexionen, verweilende Paradoxien und Gedanken über die Wiedergewinnung von Erinnerung. Psyche 60, 31–56

Solms, M. (2008) Unbewusst, das Unbewusste. In: Mertens, W., Waldvogel, B. (Hg) Handbuch psychoanalytischer Grundbegriffe. Stuttgart: Kohlhammer, 812–816

Soulé, M. (1992) Die Mutter, die genug strickt. Z psychoanal Theor Prax 18, 51–60

Stadler, T. (2005) »Manchmal kommt mir alles so erstarrt vor«. Vortragsmanuskript

Steiner, R. (2005) Einige Bemerkungen über die theoretischen und klinischen Entwicklungen in der Psychoanalyse nach der Auflösung der Wiener psychoanalytischen Vereinigung. In: Wiener Psychoanalytische Vereinigung (Hg) Trauma der Psychoanalyse? Die Vertreibung der Psychoanalyse aus Wien 1938 und die Folgen. Wien: Mille Tre 119–143

Stone, L. (1961) Die psychoanalytische Situation. Entwicklung und Bedeutung. Frankfurt/M: S. Fischer 1973

Strachey, J. (1934) The nature of the therapeutic action of psychoanalysis. Int J Psychoanal 15, 127–159

Swaan, A. de (1977) Zur Soziogenese des psychoanalytischen Settings. Psyche 32, 1978, 793–826

Szecsödy, I. (2003) To become or to be made a psychoanalyst. Scand Psychoanal Rev 26, 141–150

Szecsödy, I. (2004) On psychoanalytic education. Int J Psychoanal 85, 1013–1016

Target, M. (2003) Über psychoanalytische Ausbildung: Literaturübersicht und Beobachtungen. Forum Psychoanal 19, 193–210

Thomä, H. (1999) Zur Theorie und Praxis von Übertragung und Gegenübertragung im psychoanalytischen Pluralismus. Psyche 53, 820–872

Thomä, H. (2004) Ist es utopisch, sich zukünftige Psychoanalytiker ohne besondere berufliche Identität vorzustellen? Forum Psychoanal 20, 133–157

Thomä, H., Kächele, H. (1985) Lehrbuch der psychoanalytischen Therapie. 3. Aufl. 2006. Berlin: Springer

Tuckett, D. (2004) Ansprache des Präsidenten: Im Vertrauen auf das, was wir tun, eine Psychoanalyse aufbauen. EPF-Bulletin 58, 7–24

Tuckett, D. (2005) Does anything go? Towards a framework for the more transparent assessment of psychoanalytic competence. Int J Psychoanal 86, 31–49 dt.: Ist wirklich alles möglich? Über die Arbeit an einem System zur transparenteren Einschätzung psychoanalytischer Kompetenz. Forum Psychoanal 23, 2007, 44–64 (eine frühere Fassung wurde 2004 in mehreren Sprachen, u. a. auf Deutsch im Internet veröffentlicht: Ist wirklich alles möglich? Über die Arbeit an einem System zu einer transparenteren Einschätzung psychoanalytischer Kompetenz. www.epf-eu.org Bulletin, 1–22)

Tuckett, D. (2007) Wie können Fälle in der Psychoanalyse verglichen und diskutiert werden? Implikationen für künftige Standards der klinischen Arbeit. Psyche 61, 1042–1071

Tuckett, D. et al. (2008) Psychoanalysis Comparable and Incomparable. The Evolution of a Method to Describe and Compare Psychoanalytic Approaches. London: Routledge

Vassalli, G. (2005) »Wir sind genötigt, ins Dunkle hinauszubauen« (S. Freud). Skizze einer Epistemologie der Psychoanalyse. Psyche 59, 534–572

Wallerstein, R. S. (1988) Eine Psychoanalyse – oder viele? Z psychoanal Theor Prax 4,1989, 126–153

Walz-Pawlita, S. et al. (2008) Psychoanalytische Ausbildung und Forschungsgutachten. Eine Standortbestimmung. Forum Psychoanal 24, 367–381

Wiegand-Grefe, S., Schumacher, M. (2006) Strukturelle Gewalt in der psychoanalytischen Ausbildung. Eine empirische Studie zu Hierarchie, Macht und Abhängigkeit. Gießen: Psychosozial

Will, H. (1987) Georg Groddeck. Die Geburt der Psychosomatik. München: dtv

Will, H. (2003) Was ist klassische Psychoanalyse? Ursprünge, Kritik, Zukunft. Stuttgart: Kohlhammer

Will, H. (2006) Drei Türen zum Unbewussten in der analytischen Situation. In: Buchholz, M. B., Gödde G. (Hg) Das Unbewusste in der Praxis. Erfahrungen verschiedener Professionen. Band 3. Gießen: Psychosozial

Will, H. (2006) Psychoanalytische Kompetenzen. Transparenz in Ausbildung und Praxis? Forum Psychoanal 22, 190–203

Will, H. (2007) Identität, Familie, Patienten, Olympier. Über die Veränderung mentaler Muster in der psychoanalytischen Ausbildung. Forum Psychoanal 23, 379–392

Will, H. (2008) Über die Position eines Analytikers, der keiner Schule entstammt. Eine Fallstudie zum Verhältnis von privater und öffentlicher Theorie. Psyche 62, 1–27

Zwiebel, R. (1988) Einige Bemerkungen über die Rolle der projektiven Identifizierung in der analytischen Beziehung. In: P. Kutter, R. Páramo-Ortega, P. Zagermann (Hg) Die psychoanalytische Haltung. Stuttgart: Verlag Internationale Psychoanalyse, 259–277

Zwiebel, R. (2003) Psychische Grenzen und die innere Arbeitsweise des Analytikers. Psyche 57, 1131–1157

Zwiebel, R. (2007) Von der Angst, Psychoanalytiker zu sein. Das Durcharbeiten der phobischen Position. Stuttgart: Klett-Cotta

Personenverzeichnis

B

Bion, Wilfred 13, 72, 87, 104, 107

E

Eitingon, Max 107

F

Ferenczi, Sandor 52, 76, 90, 108
Ferro, Antonino 88, 99
Freud, Anna 32
Freud, Sigmund 11, 25, 62, 75, 77–84, 87, 88, 93

G

Greenson, Ralph 25, 71

H

Habermas, Jürgen 61

K

Kernberg, Otto F. 71
Klein, Melanie 52, 72, 104
Kohut, Heinz 71, 72

L

Lacan, Jacques 72
Laplanche, Jean 84, 107

M

Mayring, Philipp 21
Meltzer, Donald 72
Mohammed 16

R

Renik, Owen 11, 13, 14, 67
Rosenfeld, Herbert 71

T

Thomä, Helmut 7, 11, 48, 62, 85
Tuckett, David 7, 12–16, 21, 23, 24, 26, 27, 29, 56, 62–66, 69, 73

W

Wallerstein, Robert S. 10, 11, 15
Winnicott, Donald 52, 72, 84

Z

Zwiebel, Ralph 7, 19, 86, 98

Stichwortverzeichnis

A

Abwehr 42
Agieren 97
Analytische Haltung 19
Analytische Identität 19
Analytische Situation 74, 76
Ankerbeispiele 28, 29
Äußere Realität 105
Autorität 63, 67, 73

B

Beobachterperspektive 74, 75, 103
Beobachterposition 83, 94
Beziehung 28, 38, 40, 41, 45, 65, 99, 100
Beziehungskunst 80

C

Common ground 10, 71

D

Deuten 93
Deutung 16, 25, 31, 36, 43, 46, 49, 54, 56–59
Deutungswissen 17, 73

E

Emotionen 33, 35, 37, 46, 53, 65, 71, 73, 92, 100
Empathie 33, 61
Erklärungswissen 17, 72

F

Freie Assoziation 30, 31, 81, 83, 86

G

Gegenübertragung 25, 28, 33, 54, 77, 88–90, 92
Gesprächspsychotherapie 61
Gleichschwebende Aufmerksamkeit 25, 28, 30, 83, 85, 87, 93

H

Hypnose 76, 80

I

Imagination 81
Interaktion 25, 26, 28, 35, 36, 38, 59, 93, 94, 97
intersubjektives Feld 83
Intersubjektivität 28, 35, 38, 98, 99

K

Kandidaten 9, 10, 14, 20, 22, 23, 44, 52, 65, 70, 71
Kognitive Verhaltenstherapie 61
Kompetenz 15, 17, 22, 24, 27, 29, 44, 60, 61, 63, 64, 71, 102
Konflikt 40, 41, 91
Konzepte 15, 25, 47, 48, 50–53, 61
Kritik 54, 55

L

Lehranalyse 22, 66
Lehranalytiker 14, 20, 21, 23, 105

M

Macht 62–64
Methode 16, 17

N

Narration 88

P

Pluralismus 11, 12
Pluralität 10–12, 14
Praxis 18, 19, 21, 23, 28, 67, 73
Professionalität 18, 19
Professionelle Praxis 52
Prüfung 14, 64, 69
Psychoanalytische Haltung 7, 82
Psychoanalytischer Prozess 48

Q

Qualität 13, 14, 16, 20, 26, 56, 67
Qualitätsdiskurs 23

R

Rahmen 79
Relationalität 100

Reverie 87
Rollenübernahme 94, 96

S

Schulen 23, 63, 104
Selbstkritik 53, 56
Selbstreflexion 53, 55, 68, 69
Sprache 80
Standards 14
Streitkultur 8
Supervision 66
Supervisor 9, 14, 21, 52, 105

T

Technik 19, 74
Theorie 25, 50, 53, 72, 74
Transformative Theorie 56

U

Übertragung 33, 35, 40
Übertragungsbeziehung 25, 35, 36, 49, 58, 84
Übertragungsdeutung 46, 58, 87
Übertragungsliebe 89
Unbewusste Dimension 41
Unbewusste Kommunikation 83, 84, 96, 103
Unbewusstes 25, 30, 31, 45, 48, 49, 56, 57, 60, 61, 67, 74, 105

V

Veränderungswissen 17, 73
Verstand 81